상급가정간호

지침과 실제 1

| 가정간호사업소 운영 |

군자출판사

상급가정간호 지침과 실제 1 - 가정간호사업소 운영

첫째판 1쇄 인쇄 | 2010년 5월 25일
첫째판 1쇄 발행 | 2010년 6월 5일

편집위원 김광숙 · 김동욱 · 김순례 · 김혜영 · 박선희 · 박영임
심문숙 · 안옥희 · 양숙자 · 오승은 · 유호신 · 임지영
지 은 이 임지영 외 11명
발 행 인 장주연
편집디자인 설수연
표지디자인 이지선
발 행 처 군자출판사
등 록 제 4-139호(1991. 6. 24)

본 사 (110-717) 서울특별시 종로구 인의동 112-1 동원회관 BD 6층
Tel. (02) 762-9194/5 Fax. (02) 764-0209
대구지점 Tel. (053) 428-2748 Fax. (053) 428-2749
광주지점 Tel. (062) 228-0252 Fax. (062) 228-0251
부산지점 Tel. (051) 893-8989 Fax. (051) 893-8986

www.koonja.co.kr

* 파본은 교환하여 드립니다.
* 검인은 저자와의 합의 하에 생략합니다.

ISBN 978-89-6278-207-3

정가 15,000원

*편 집 위 원

*집 필 진

■ 가정간호사업소 운영

김광숙 연세대학교 간호대학
김동옥 대전대학교 간호학과
김순례 가톨릭대학교 간호대학
김혜영 서울성모병원 가정간호센터
박선희 경희대학교 간호과학대학
박영임 대전대학교 간호학과
심문숙 건양대학교 간호학과
안옥희 우석대학교 간호학과
양숙자 이화여자대학교 간호과학부
오승은 인하대병원 신생아중환자실
유호신 고려대학교 간호대학
임지영 인하대학교 간호학과

■ 문제중심 접근

김덕희 우석대학교 간호학과
김용순 아주대학교 간호대학
박재순 가톨릭대학교 간호대학
박지원 아주대학교 간호대학
신혜선 세브란스병원 가정간호사업소
송종례 아주대병원 가정간호센터
윤매옥 우석대학교 간호학과
이미경 삼성서울병원 가정간호실
임유진 전남과학대학교 간호대학
조복희 전남대학교 간호대학
현명선 아주대학교 간호대학
황문숙 성균관대학교 임상간호대학원

■ 질환중심 접근

김일옥 삼육대학교 간호학과
양남영 건양대학교 간호학과
오상은 전남대병원 신생아중환자실
왕명자 경희대학교 간호과학대학
전명희 대전대학교 간호학과
조인숙 인하대학교 간호학과
추진아 고려대학교 간호대학
한수정 건양대학교 간호학과
한숙정 삼육대학교 간호학과

* 서 문

우리나라의 새로운 법체계 속에서 가정전문간호사 과정이 대학원 교육에 적용된지 4년이 지났습니다. 2003년 11월 25일 의료법 시행 규칙의 개정에 따라 전문간호사의 분야는 다양해졌으며, 의료법 안에는 전문간호사과정 교육기관의 지정과 지정기준, 과정의 정원, 이수 과목 등이 명시되어 있습니다. 가정전문간호사의 경우 2006년 1학기 부터 본 법을 적용해 왔으며, 그 간 한국간호평가원과 한국가정간호학회는 몇 차례 논의를 거쳐 「전문간호사 표준교육과정」을 개정하였습니다.

이러한 과정 중에 한국가정간호학회에서는 2009년도 사업으로 표준교육과정에 포함된 「상급가정간호실습 1」, 「상급가정간호실습 2」, 「상급가정간호실습 3」 교과목 각각에 대해 실습지침서를 집필하여 공부하는 학생들과 실무에 있는 간호사 및 교수들이 지침으로 삼을 수 있도록 하였습니다.

「**상급가정간호 지침과 실제 1**」은 가정간호사업소 운영에 대한 실습지침서로 크게 두 단원으로 구성하였습니다. 첫 번째 단원은 의료기관 중심 가정간호사업소 운영과 관련된 간호행정 관리 부문과 관련 서식지를 모두 실었으며, 두 번째 단원은 보건소방문건강관리사업과 관련하여 사업 체계와 운영 및 서비스 관리에 대한 지침을 서술하고 관련 서식지를 첨부하여 실습에 튼튼한 지침으로 삼을 수 있도록 하였습니다.

「**상급가정간호 지침과 실제 2**」는 가정간호대상자의 주요 문제를 중심으로 실습할 수 있도록 문제를 10개 영역으로 접근하여 상처 관리, 재활 관리, 영양 관리, 호흡기계 관리, 임종 관리, 배뇨 관리, 출산가정 관리, 정서문제 관리, 통증 관리 및 소화기계 증상 관리로 정리함으로서 문제에 따른 대상자간호에 지침을 제공하고자 하였습니다.

「**상급가정간호 지침과 실제 3**」은 가정간호대상자의 주요 질환을 중심으로 실습할 수 있도록 질환을 계통별로 접근하여 심혈관계, 호흡기계, 신비뇨기계, 신경계, 근골격계, 암 및 내분비계 질환 등으로 정리함으로써 질병에 따른 대상자 간호에 지침이 되도록 하였습니다.

본 교재는 가정전문간호 교육과정을 운영하고 있는 대학의 담당 교수님과 현장에서 가정전문간호사로 활동하고 있는 전문가 등 총 33분이 각자의 전문분야를 맡아 책임감있게 집필하였으며, 1년 여에 걸친 편찬 과정에서 수차례의 면대면 모임과 e-mail을 통해 의견을 교환하고 용어와 틀을 정비하였습니다.

바라기는 본 교재를 통하여 가정간호대상자의 관리와 가정간호사업소 운영에 필요한 간호술과 지식을 습득하여 현장에서 대상자의 건강문제를 파악하고 해결하는 간호실무 지침으로 적용할 수 있기를 간절히 소망합니다. 끝으로 어려운 여건 속에서도 교재 편찬에 성의를 다해주신 집필진과 출판을 맡아 주신 군자출판사 임직원 여러분께 깊은 감사를 드립니다.

2010년 5월

저자 일동

* 목 차

I. 가정간호사업소 운영실습

■ 서식지

II. 보건소 방문간호사업 운영 실습

■ 서식지

■ 부록

* 가정전문간호사 과정

가정전문간호사 과정의 교육목적은 인간에 대한 이해를 바탕으로 전문 영역의 지식과 기술을 함양하여 간호지식체의 개발과 실무발전에 기여할 수 있는 전문간호사를 육성하는 것이다. 이를 위한 구체적인 목표는 다음과 같다.

1) 간호전문지식과 기술을 기초로 상급간호실무를 제공한다.

2) 간호대상자와 보건의료인력을 대상으로 교육을 실시한다.

3) 전문간호실무 향상을 위한 연구활동을 한다.

4) 변화촉진자, 역할모델, 옹호자로서의 지도력을 발휘한다.

5) 간호대상자와 보건의료인력을 대상으로 자문, 협동, 조정활동을 한다.

I

가정간호사업소 운영 실습

의료기관 중심 가정간호사업소 운영 실습목표

의료기관 중심 가정간호사업소 운영을 위한 지식을 실무 실습을 통해 습득하고 적용할 수 있는 능력을 배양한다.

1. 의료기관 중심 가정간호사업소의 기획 관리를 설명할 수 있다.
2. 의료기관 중심 가정간호사업소의 재무 관리를 설명할 수 있다.
3. 의료기관 중심 가정간호사업소의 조직 관리를 설명할 수 있다.
4. 의료기관 중심 가정간호사업소의 인적자원 관리를 설명할 수 있다.
5. 의료기관 중심 가정간호사업소의 지휘 관리를 설명할 수 있다.
6. 의료기관 중심 가정간호사업소의 통제 관리를 설명할 수 있다.
7. 의료기관 중심 가정간호사업소의 마케팅 관리를 설명할 수 있다.
8. 의료기관 중심 가정간호사업소의 정보 관리를 설명할 수 있다.
9. 의료기관 중심 가정간호사업소의 물품 및 환경 관리를 설명할 수 있다.

1. 기획 관리

1) 기획의 단계

- 가정간호사업소의 사명과 목적을 확인한다.
- 가정간호사업소의 비전을 확인한다.
- 가정간호사업소의 철학을 확인한다.
- 가정간호사업소의 목표를 확인한다.

(1) 사명과 목적

(2) 비전

(3) 철학

(4) 목표

기획의 개념

1. 기획이란?

기획은 관리과정 중 가장 중요하며 다른 모든 관리기능에 우선하는 첫 번째 요소이다.

1) 기획의 정의

- 바람직한 미래를 설계하는 것
- 특정한 목표 달성을 위해 최상의 이용 가능한 방법, 절차를 선택하기 위한 의식적이고 계속적인 시도

기획이란? 조직의 목표 설정 및 그 목표 달성을 효과적으로 이루기 위한 수단으로서의 행동 방안을 결정하는 것이다.

2. 기획의 계층화

Marquis와 Huston은 기획은 개념 혹은 사고 과정을 통해 신념과 목적, 철학, 목표, 정책, 절차, 규칙 등의 요소로 계층화된다고 설명하고 기획 계층화의 과정을 다음과 같이 제시하였다.

1) 목적과 사명

- 조직의 존재 이유를 밝히는 것이며, 조직이 앞으로 어떤 활동을 할 것인가 하는 조직의 특성과 본체를 나타내 주는 것

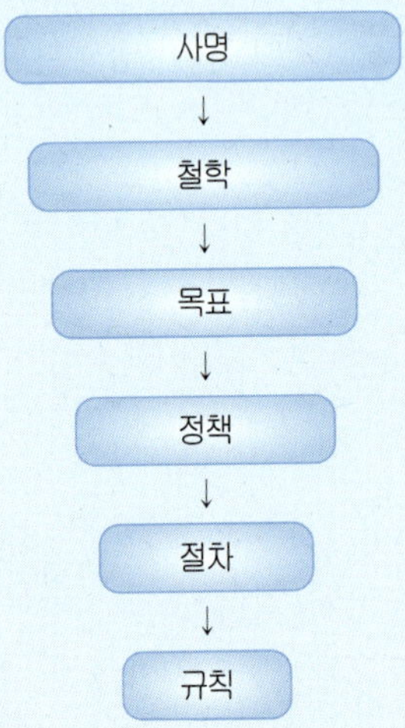

기획의 계층화

- 조직 계층의 상부에 위치하는 사명진술문은 철학, 목표, 정책, 절차 등에 영향을 미치며, 또한 철학 및 목표 설정의 지표가 되므로 구성 요소들 간의 관계는 일관성이 있고 유기적이어야 한다. 성문화된 목적 진술은 건강관리 기관의 효과적 관리를 위한 청사진임

2) 철학

조직의 목적을 성취하기 위해 조직 구성원을 움직이게 하는 신념과 가치체계의 진술, 즉, 목적을 달성할 수 있는 방법과 목적을 향한 방향성 제시에 관한 조직 구성원의 신념을 의미함

3) 목표

조직이 지향하는 미래상을 개념적으로 표현한 것은 목적이고, 이 목적을 측정 가능한 수치로 표현한 것이 목표

(1) 목표 설정 시의 원칙

① 현실적으로 타당하며 또한 달성을 예측할 수 있어야 함

② 조직 구성원과 함께 하여 설정해야 함

③ 가능한 한 서면화해야 함

④ 주기적이고 계획적으로 평가해야 함

⑤ 성취 정도를 측정할 수 있도록 서술해야 함

(2) 구분

① 일반적 목표: 조직의 사명과 목적을 달성하기 위한 전반적인 지향점

② 구체적 목표

- 일반적 목표를 세부적, 구체적인 결과로 기술한 것
- 구체적 목표는 역동적이기 때문에 주기적인 재검토와 새롭고 혁신적인 방법으로의 변환이 요구됨

2) 중·장기 전략 기획

- 가정간호사업소의 중·장기 전략 기획을 확인한다.

(1) 중·장기 전략 기획

3) 운영 기획

- 가정간호사업소의 운영 기획을 확인한다.

(1) 연간/분기별/월간/주간 사업 계획

(2) 사업 계획의 진행과정 평가

(3) 연간사업보고서 분석

중·장기 전략 및 운영 기획

1. 분류-기간에 따라

1) 단기(operating plan) 또는 운영 계획

실제 업무수행에 필요한 1년 미만의 업무 계획

2) 중기(intermediate plan) 또는 중간 계획

3~5년의 전략적 계획을 수행하는데 필요한 세분화되고 구체적인 계획

3) 장기(strategic plan) 또는 전략 계획

- 전략적 계획의 종합적 지침서로 5~10년의 장기적인 계획
- 기획화의 과정은 전략적인 계획에서 시작하여 전술적 계획으로 그리고 좀 더 구체적인 운영계획으로 전개하는 것이 바람직

전략 계획
조직이 불확실한 환경 안에서 목적을 달성할 수 있도록 전체 활동을 계획하는 것을 말함

➡

전술 계획
전략계획에 따라 이를 실행할 구체적 단계의 계획을 수립 하는 것

➡

운영 계획
조직에서 수행되는 일상적이고 반복적 업무에 대한 수행 계획

4) 목표 관리 Management By Objectives, MBO

- 가정간호사업소의 목표 관리 현황을 확인한다.

(1) 목표 관리 과정

(2) 목표 관리 지표

(3) 목표 관리 결과

목표 관리 MANAGEMENT by OBJECTIVES, MBO

- 목표관리는 기획 수립의 접근방법이며, Drucker에 의해 처음 주창된 기법으로 General Electronic사에서 의사결정의 분권화를 위해 적용
- 조직의 상위 관리자와 하위 관리자가 공동으로 협의하여 공통된 목표를 설정하고, 기대되는 결과에 따라서 각 개인의 책임 영역을 확정하며 이를 기준으로 각 개인 및 부서의 목표 달성에 대한 기여도를 측정하고 평가하는 시스템

1. MBO의 구성요소

1) 목표 설정

가능한한 측정 가능한 단기적이고, 구체적인 목표를 설정

MBO의 특징

* 조직 전체의 목표와 일관되어야 함
* 관찰 및 측정이 가능한 행동용어로 표현되어야 함
* 관리자와 참여자간의 상시적인 피드백 체계가 구축되어야 함
* 변화된 환경에 즉각적으로 반응할 수 있도록 유연성을 갖추어야 함

2) 참여

조직 구성원들의 참여를 통한 목표 설정은 보다 현실성 있고 용이하게 수용될 수 있음

3) 피드백

MBO 전 과정에서 관리자와 조직 구성원간의 의견 조정과 정기적 검토를 통한 수정 활동이 이루어져야 함

5) 의사결정

- 의사결정 유형을 확인한다.
- 의사결정 방법의 적절성을 평가한다.
- 의사결정 시 직원의 참여 형태와 정도를 확인한다.

(1) 가정간호사업소의 의사결정 유형

(2) 의사결정 방법의 적절성

의사결정

1. 의사결정의 개념

- 어떤 결정안에 이르는 사고 및 행동 과정으로서, 둘 또는 그 이상의 문제 해결 대안들 중에서 의사결정자가 자신의 목적을 달성하는데 가장 좋은 대안이라고 생각되는 것을 선택하는 행위
- 의사결정은 관리과정과 동일 시 할 만큼 관리자의 가장 중요한 기능으로 간주되며, 조직 유효성에 중대한 영향을 미침

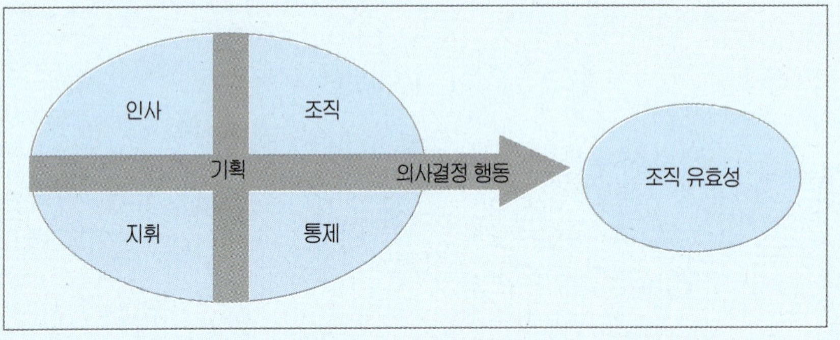

2. 의사결정의 유형

1) 문제의 적용수준에 따라

(1) 전략적 의사결정

장기계획을 수립하기 위해 조직의 최고 의사결정자가 수행하는 의사결정

(2) 관리적 의사결정

조직의 중간 관리자층에서 수행하는 중기계획과 관련된 의사결정

(3) 업무적 의사결정

조직의 하위 관리자층에서 수행하는 일시적이며 반복적인 의사결정

2) 문제의 구조화 정도에 따라

(1) 정형적 의사결정

일상적이고 반복적이며 잘 구조화되어 있는 문제에 대한 의사결정

(2) 비정형적 의사결정

비반복적이고 항상 새로우며 구조화되어 있지 않은 문제에 대하여 해결안을 찾는 의사결정

3. 의사결정 기법

1) 브레인 스토밍 Brainstorming

리더가 제기한 문제에 대하여 구성원 각자가 자발적으로 아이디어를 제시하여 유용한 아이디어를 가능한 한 많이 얻어냄으로서 문제를 해결하려는 방법

2) 명목집단법 Nominal group technique

구성원 상호간의 대화나 토론없이 각자 서면으로 아이디어를 제출한 후 토론하여 다수결로 결정하는 방법

3) 델파이법 Delphi

전문가 패널이 넓은 지역에 분포할 때 설문지를 통해서 의견을 제시하고 이것을 수렴하여 결정하는 방법

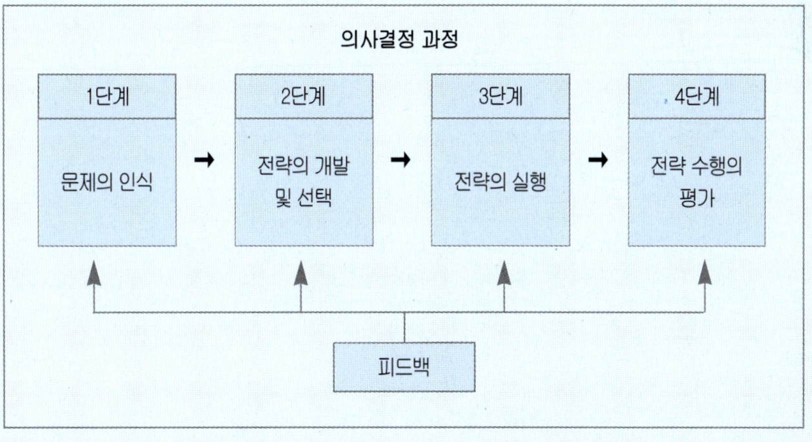

6) 시간 관리

- 업무 효율성의 증대를 위한 시간 관리 현황을 확인한다.

(1) 가정방문 일정 관리

(2) 조직시간 관리

(3) 개인시간 관리

2. 재무 관리

1) 예산 관리

- 가정간호사업소 재무제표를 확인한다.
- 가정간호사업 예산 편성, 집행 과정을 평가한다.
- 가정간호사업의 수익 증대를 위한 노력과 방안을 확인한다.
- 가정간호사업의 비용 감소를 위한 노력과 방안을 확인한다.

(1) 가정간호사업소 대차대조표 분석

(2) 가정간호사업소 예산 관리

재무 관리

1. 재무제표

1) 대차대조표

(1) 자본과 자산의 두 측면을 설명하는 것으로 일정 시점에서 가정간호사업소의 재무상태를 나타낸다.

(2) 대차대조표

대차대조표

예) A가정간호사업소 200X년 12월 31일

	자산	부채 및 자본	
자금의 용도	현금 3,000,000 상품 3,000,000 비품 1,200,000	차입금 1,200,000 자본금 6,000,000	자금의 원천
	7,200,000	7,200,000	

자금의 원천과 용도와의 균형관계

↓

대차평균의 원리

2. 예산 편성의 접근 방법

1) 점진적 예산 편성 Incremental budgeting

- 이전 기간의 예산 배분 기준에 따라서 부서별로 자금을 배분하는 방식의 예산 편성 방법이다.
- 실행하기가 간단하고 신속하며 전문적 지식이 없이도 예산편성을 세울 수 있는 장점이 있는 반면, 여러 서비스나 프로그램 중에 우선 순위가 전혀 고려되지 않기 때문에 재무적 관점에서 비효율적인것이 단점이다.

2) 영기준 예산 편성 Zero-base budgeting

(1) 전 회계년도에 구애되지 않고, 조직체의 모든 사업과 활동에 대해 영기준(zero-base)을 적용해서 각각의 효율성과 효과성 및 중요성을 체계적으로 분석하고, 그에 따라 우선순위가 높은 사업에 예산을 우선적으로 배분하는 방법

(2) 특징

① 예산 편성 기준이 영기준에서 새로 출발한다.
② 신규 사업은 물론 계속 사업도 분석 대상이 된다.
③ 예산 결정 과정의 목표가 활동 중심적이다.
④ 예산 운영 방법의 개발에 적극적이다.

(3) 효용성

① 의사결정 과정과 검토의 과정을 통하여 구성원의 참여를 장려하고 의사결정의 질을 향상시킨다.
② 비용과 성과간의 연계 노력(예산 낭비의 가능성 축소) → 자원의 최적 배분
③ 우선순위 부여 과정을 통하여 최고의사결정권자의 체계적인 조정과 중요 사업에 대한 집중 지원이 가능 → 유연하고 역동적

(4) 단점

① 과다한 시간과 노력 소요
② 현행 수준의 경비에 관심 집중, 새로운 프로그램의 개발 소홀
③ 절감주의적 예산 제도

2) 수가 관리

- 처방입력을 확인한다.
- 보험지불정책과 경향을 모니터한다.
- 보험적용 한도에 따른 방문일수를 관리한다.
- 약품 및 의료소모품의 보험적용 범위를 확인한다.

(1) 가정간호 수가 산정방법

(2) 가정간호요양 급여기준

(3) 가정간호 수가의 본인 일부부담

(4) 수납 방법

(5) 건강보험 청구 및 관리

가정간호 지불보상체계

1. 가정간호 수가 산정방법

1) 기본 방침

- 가정간호 수가는「가정간호요양 급여기준 및 가정간호 수가 기준」에 의거하여 산정하며 가정간호 수가는 가정간호 기본방문료, 행위별 진료수가, 교통비로 구성된다.

가정간호 수가 = 가정간호 기본방문료 + 행위별 진료수가 + 교통비

- 가정간호 기본방문료 이외의 진료수가에 대하여는 진료행위별로 합산한 금액에 가정간호지정 요양기관 종별에 따른 가산율의 금액을 가산한다.

2) 가정간호 요양급여 기준

- 가정간호요양급여는 진료담당의사가 필요하다고 인정한 경우, 피보험자의 신청에 의하여 실시한다.
- 가정간호요양급여는 년간 96회의 방문을 원칙으로 하되, 환자의 상태 및 희망에 따라 진료담당의사와 협의하여 조정 할 수 있다.
- 의료보험 요양급여기간 초과시에도 계속해서 가정간호를 받고자 하는 경우 전액 본인부담으로 계속 진료를 받을 수 있다.

3) 가정간호 수가

구 분	수가 기준
기본방문료	– 1일당 정액수가 – 요양기관 종별 가산율은 적용 불가 – 기본방문비의 20%는 환자부담
교 통 비	– 1회 방문당 정액수가 – 전액본인부담
진료행위별 수가	– 국민건강보험 진료 수가 기준 적용 – 요양기관 종별 가산율 적용

4) 가정간호 수가의 본인 일부부담

- 가정간호비용의 본인 일부부담은 입원진료비 부담율(20%)에 의하여 산정한다. 다만, 교통비는 본인이 그 비용을 전액부담 해야 한다.
- 본인 일부 부담금은 요양급여 신청 시 선납하고, 가정방문 완료 시 정산한다.
- 년 96회의 요양급여기간 초과 시 계속진료를 받을 경우 가정간호 수가 기준에 의거하여 전액 본인부담한다.

2. 의료보험청구 및 관리

보건복지가족부 「국민건강보험 요양급여기준 및 진료수가 기준」을 따른다.

3. 조직 관리

1) 조직 설계와 조직도

- 가정간호사업을 위한 조직을 편성한다.
- 가정간호사업의의 지원 및 자문을 위한 가정간호 운영 위원회 구성, 운영 현황을 파악한다.

(1) 조직도 작성

(2) 가정간호사업 운영 위원회 활동 분석

조직설계와 조직도

1. 조직의 유형

1) 라인 조직 Line organization

- 관리자와 조직구성원간의 수직적 관계를 보여 주는 것으로 관리자의 지시와 명령이 위에서 아래로 직선적으로 전달되는 조직임
- 관리자는 업무 추진을 위한 결정권, 집행권, 명령권 등 조직의 목적을 달성하기 위한 직접적인 영향력을 행사할 수 있음

2) 라인-스탭 조직 Line-staff organization

- 라인 조직에 관리자의 업무를 지원해주고 조언해주는 스탭의 기능이 보완된 조직
- 스탭은 결정권, 집행권, 명령권은 없으나 의사결정시 조언, 촉진, 협조 등의 간접적인 기여를 함

특징

라인 조직	라인-스탭 조직
• 명령·보고 체계의 명확화 • 상급자와 하급자간의 책임과 권한이 분명함 • 강력한 통솔과 조직통제력 • 의사결정이 신속하고 추진력이 강함 • 지나친 통제는 오히려 조직내 부문간의 유기적 조정을 저해할 수 있음	• 라인조직의 의사결정 과정을 지원하는 관리기능 • 스탭의 전문화로 조직의 의사결정 능력을 향상시킴 • 조직내·외 자원을 통한 시너지 효과 기대 • 스탭의 기능과 역할이 불분명할 경우 오히려 조직의 명령계통에 혼란과 대립·갈등을 조장할 수 있음

2. 위원회

1) 위원회의 개념과 기능

(1) 특정 문제에 대해 동의하거나 결정하기 위한 계획에 따라 복수인으로 구성된 소규모 조직

(2) 위원회의 기능

① 자문 및 조언 기능

② 업무조정 기능

③ 정보수집 기능

④ 정보분석 기능

2) 위원회의 필요성과 의의

위원회는 대상자에 대한 질적 간호의 보장과 동시에 안정된 병원 조직의 유지와 목적 달성을 위해서 필요하다. 즉 위원회의 궁극적인 목적은 질높은 바람직한 간호 서비스를 제공하기 위함이다.

2) 직무 관리

■ 직무 설계

- 가정간호사업소 직무 구성과 역할을 파악한다.
- 직무 기술서를 확인한다.

(1) 직무 구성

(2) 직무 기술서

■ 업무 흐름

- 가정간호대상자 등록에서 종결까지의 업무 흐름을 파악한다.

(1) 가정간호대상자 선정

(2) 가정간호 등록 절차

(3) 방문 계획·관리

(4) 가정방문 사전 준비

(5) 가정간호 수행 지침

(6) 가정간호 평가

(7) 가정간호 종결 절차

가정간호 환자관리체계

1. 가정간호 등록단계

- 주치의는 퇴원환자나 응급실 이용환자, 외래 이용환자, 타기관에서의 의뢰환자를 가정간호과에 의뢰하려면 가정간호의뢰서를 작성한 후 가정간호과에 통보한다(가정간호의뢰서는 주치의의 Standing order로 가정간호서비스의 법적 근거가 된다).
- 가정간호과에 의뢰사실이 통보되면 가정간호사는 환자나 그 가족과 면담하여 가정간호대상자로 적합한지 판단한다(등록기준, 대상자 선정기준).
- 대상자로 선정되면 환자와 가족에게 가정간호서비스내용, 방문비용에 대해 설명하고 동의하면 가정간호신청서를 받는다.
- 가정방문 시작일시를 환자나 가족과 협의하여 결정한다.
- 첫 방문 후 등록대장에 관련사항을 기록한다.
- 재등록일 경우 환자의 주치의가 바뀌거나 상태가 변화되어 이전의 의뢰서로 가정간호서비스를 수행하기 어려울때는 가정간호의뢰서만 다시 받도록 하고 재등록대장에 등록한다.

2. 가정간호 계획단계

- 퇴원 전 환자의 입원기록을 검토하고 건강상태에 대한 사정과 면담을 통하여 간호진단(문제)을 파악한다.
- 주치의가 의뢰한 서비스가 가정전문간호사가 수행하는데 적합한 서비스인지 확인하고 필요하면 주치의와 협의하여 구체적인 사항을 추가하거나 변경한다.
- 환자관리에 있어 주의해야할 특이한 사항이 있었는지 주치의와 담당 간호사에게 확인한다.
- 퇴원 전 환자관리에 필요한 교육이나 물품이 있는지 확인하고 병실간호사와 협의하여 교육을 제공하거나 물품준비를 도와준다.
- 주치의 의뢰내용과 파악된 간호진단(문제)을 근거로 주치의와 환자, 가족과 협의하여 가정간호계획(서비스 내용, 방문 횟수 등)을 수립한다.

1) 목표 설정

목표 설정은 항상 실제적이고 측정가능하여 목표 달성이 확인될 수 있어야 하고 환자를 위하여 성취가능한 것이어야 한다.

2) 방문횟수 결정

의사의 처방과 가정간호사의 판단에 의해 결정하는 것이 원칙이며, 치료에 막대한 지장이 없는 한 환자의 요구도 수용하여 조정하는 노력도 필요하다.

3. 가정간호 수행단계

1) 가정방문을 위한 사전준비

① 방문 목적을 결정한다.

② 간호중재 계획을 수립한다.

③ 간호중재의 우선순위를 결정한다.

④ 환자와 가족에 대한 사전지식을 갖춘다.

⑤ 방문 전에 환자와 가족에게 전화를 걸어 방문약속을 확인하고, 환자상태에 변화가 있는지 알아본다.

⑥ 방문가방을 준비한다.

2) 방문가방에는 간호계획에 필요한 기구와 물품, 소모품을 빠짐없이 준비하여야 한다.

(1) 사정도구

① 체온계, 청진기, 혈압계, 줄자

② Pen light, 혈당기, Hammer, 설압자

③ 필요 시 pulseoxymeter, Ambu bag

(2) 수액요법 준비

① IVset, Extension-tube, 3-way, Dosiflow Meter

② Angio-cath.(20G, 22G, 24G 각 3개), Scalp- needle 23G(3개), 주사기/주사바늘

③ 처방된 수액, N/S 20cc, Heparin Solution

④ Tourniquet, Gauze(4X4), Plaster, 베타딘솜, 식염수솜, 알콜솜, 일회용 소독장갑, 가위

(3) 정체 도뇨관 관리

Foley- set, Foley-cath.(환자 size에 맞게), Surgical-jelly, 주사기/주사바늘, 증류수, 관장용 주사기, Gauze(4X4), Plaster, 베타딘솜, 식염수솜, 가위, 소변 주머니, 일회용 소독장갑

(4) 비위관 교환

L-tube, Surgical-jelly, enema-syringe, 청진기, 일회용 소독장갑, 반창고, 가위

(5) 욕창 드레싱

R-set, Blade(No.10), Curette, Gauze(4×4), Plaster(종류별, 크기별), 베타딘솜, 식염수솜, 베타딘액, 과산화수소수, 식염수, 일회용 소독장갑, 가위, 주사기/주사바늘(세척용), 기타 필요한 욕창용품

3) 가정방문 시 유의사항

① 가정전문간호사는 대상자의 집에서는 손님이며, 병원에서 근무했던 경험과는 활동장소와 대상자의 기대가 다르다는 것을 인식하여야만 한다.

② 대상자의 가정과 가정전문간호사 자신의 가정환경과는 다를 수 있으므로 효과적인 간호를 제공하기 위하여 이점을 인식하고 받아들여야 한다.

③ 대상자 가정의 방을 더럽게 하거나 오물을 떨어뜨리지 않도록 주위하고 싱크대를 사용할 때는 사전에 양해를 구하고 약복용을 잘하고 있는지 확인하기 위하여 방에 들어가 확인해도 좋은지 양해를 구한다.

4) 가정간호수행

① 첫 방문일 경우 가정간호사업 목적과 서비스 내용, 보험급여 가능기간, 방문 횟수, 근무시간 등에 대해 다시 설명한다.

② 환자의 신체검진과 환경, 가족의 요구를 사정하여 간호진단(문제)을 파악한다.

③ 간호진단의 우선순위에 의해 간호중재를 수행한다.

④ 치료계획과 교육계획 등 세부 간호계획을 제대로 수행하였는지 검토하고 필요하면 간호계획을 수정한다.

⑤ 환자상태와 가정간호진행과정 등에 대해 설명하고 다음 방문날짜와 시간 등을 정하여 알려준다.

⑥ 환자상태, 간호수행내용 등을 상태변화기록지에 자세히 기록한다.

⑦ 수행한 서비스 내용과 사용한 물품에 대해 설명한 후 방문비를 받고 영수증을 준다.

⑧ 환자나 가족에게 방문한 가정전문간호사의 이름, 근무처, 전화번호 등 연락처를 알려준다.

⑨ 환자나 가족에게 응급 시에 구급차를 부르는 방법과 기초적인 응급처치에 대해 교육한다.

5) 방문 후 간호

① 방문가방을 정리한다.

② 방문 시 수행한 내용들을 가정간호 진행기록지에 정확하게 기록한다.

③ 환자상태에 변화가 있는 경우 주치의에게 보고하고 필요한 조치를 취한다.

4. 평가 단계

1) 가정전문간호사는 매 방문 시 마다 다음의 사항을 중심으로 스스로 평가해 본다.
   ① 환자와 가족은 방문목적과 간호목표에 동의하고 있는가?
   ② 나의 치료계획에 대해 가족이 이해하고 있는가?
   ③ 오늘 방문결과로 환자와 가족의 이해가 높아졌는가?
   ④ 방문내용이 가정간호기록지에 간결하고 명백하게 기록되고 있는가?
   ⑤ 환자의 건강회복을 위하여 원내나 원외의 자원에 대한 의뢰가 필요한가?
   ⑥ 평가 결과 주치의에게 보고할 필요가 있었는가?
   ⑦ 가정간호서비스 제공 범위가 지났는데 계속 방문하고 있는가?
   ⑧ 가정간호계획이 계속성을 유지하고 있고 추후 장기계획과 연결되고 있는가?

2) 평가 후 가정방문계획을 수정할 필요가 있으면 주치의와 환자가족과 협의한다.

3) 환자상태가 변화되면 즉시 주치의에게 보고하고 적절한 조치를 취해야 한다.

4) 환자상태에 특별한 변화가 없더라도 한달에 한번 환자상태를 평가하여 주치의에게 경과보고서를 보내고 적어도 3달에 한번은 주치의에게 경과보고를 한 후 처방을 갱신하여야 한다.

5. 종결 단계

- 환자상태가 가정간호목표에 도달했거나 종결기준에 해당할 때 가정간호종결을 계획한다.
- 먼저 주치의와 종결에 대해 협의하고 적어도 종결 1주일 전에 환자/가족과 가정간호 종결에 대해 협의한다.
- 마지막 방문을 환자/가족과 결정하고 환자상태를 정확히 파악한 후 끝낸다.
- 계속적인 추구관리가 요구되는 환자에게는 자가간호방법을 자세히 교육, 훈련한 후 종결한다.
- 타지역으로 이사하는 경우 인접지역의 가정간호 실시 의료기관이나 보건소 및 관련 기관에 의뢰한다.
- 환자상태가 악화되었을 경우 응급실 담당간호사에게 환자의 상태에 대한 정보를 주어 신속히 치료받을 수 있도록 도와준다.
- 환자가 사망한 경우 가족이 원하는 정보를 제공하고 필요하면 사후 방문한다.
- 종결요약지를 작성하고 등록대장을 정리한다.

가정간호 등록 및 종결: 예

1. 사업 대상자

가정간호사업 대상자는 입원대체 서비스가 필요한 수술 후 조기퇴원환자, 장기입원환자, 통원수술환자 등 주치의가 가정에서 계속적인 치료와 관리가 필요하다고 판단한 환자로 한다.

1) 말기 암환자

2) 뇌혈관질환자

3) 만성 질환자(폐렴, 요로감염 및 관련 장애, 욕창, 당뇨 등)

4) 수술 후 조기퇴원환자

5) 산모 및 신생아

6) 기타 주치의가 필요하다고 인정되는 환자

2. 대상 지역

가정간호사업 대상지역은 가정간호사업소를 중심으로 왕복 교통시간 1시간 이내로 함을 원칙으로 한다.

3. 대상자의 등록, 종결 기준

1) 등록 기준

① 조기퇴원하여 가정간호가 필요하다고 주치의가 판단하여 의뢰한 환자
② 응급실 이용환자 중 입원에 준하는 가정간호가 필요하다고 주치의가 판단하여 의뢰한 환자
③ 외래 이용환자 중 입원에 준하는 가정간호가 필요하다고 주치의가 판단하여 의뢰한 환자
④ 본원에서 퇴원한 후 동일 질환으로 30일 이내에 외래를 방문한 환자 중 가정간호가 필요하다고 주치의가 판단하여 의뢰한 환자

2) 종결 기준

① 가정간호계획에 수립하였던 목표에 도달한 경우
② 환자의 질병상태가 심각하여 가정간호대상자로 부적합하다고 인정되는 경우
③ 환자의 질병상태가 호전되어 가정간호대상자로 부적합한 경우
④ 환자 스스로 외래진료를 받으러 다닐 수 있는 경우
⑤ 환자가 사망한 경우
⑥ 월간 1회 미만으로 가정간호서비스가 제공되는 경우
⑦ 환자가 관리대상지역에서 이주하는 경우
⑧ 기타 서비스이용료의 장기미납, 가정간호사의 신변상 위협 등의 이유로 가정간호 서비스제공이 불가능한 경우

3) 가정간호서비스 사례 관리

- 가정간호서비스 사례 관리 과정을 확인한다.

(1) 의뢰 관리

(2) 서비스 조정 관리

(3) 자문 및 협력 업무

(4) 대상자 옹호 활동 분석

사례 관리

가정전문간호사는 환자가 적정기간 내에 기대한 간호목표에 도달할 수 있도록 저렴한 비용으로 환자관리의 연속성에 따라 가정간호서비스에 대한 접근도와 질을 높이면서 건강관리에 소요되는 자원을 효율적으로 활용한다.

1. 사례 관리자로서의 업무

1) 의뢰 업무

① 타 진료부서에 환자 의뢰

② 타 가정간호사업소 의뢰

③ 서비스 의뢰(이동 목욕, 도시락 배달, 가정 도우미 등)

④ 물품 및 경구영양지원 연계(의료기기, 간호용품, 베지밀)

2) 서비스 조정 업무

① 가정간호대상자 선정 및 서비스 조정

② 보험적용에 따른 방문일수, 약품 및 의료소모품사용 조정

③ 다학제간 서비스 조정

④ 가족간 다양한 견해 조정

⑤ 주치의 방문일정 조정

3) 자문 업무

① 일반간호사를 위한 자문

② 일반인을 위한 자문

③ 지역사회기관을 위한 자문

4) 협력 업무

① 기관내 다학제간 협력

② 타 부서간 협력

③ 지역내 타 보건의료복지기관과 협력

5) 옹호 업무

① 환자 자신의 감정을 인식하고, 요구를 표현할 수 있는 관계를 형성 함

② 의사결정을 내릴 수 있도록 하고 건강에 대한 환자의 책임감 길러줌

③ 의사나 지역사회 기관 관계자와 의사소통 시 환자를 대변 함

④ 환자/가족이 유용한 지역사회 자원을 사정하고 확보하는 방법을 교육 함

6) 의사소통 업무

① 환자와 의사소통 방법을 제시 함

② 의사와 적시 적절한 피드백을 위한 의사소통 채널을 유지 함

4) 조직 문화

- 가정간호사업소의 조직 문화를 평가한다.

(1) 가정간호사업소 조직 문화의 특성

(2) 7S 요소에 따른 조직 문화 평가

조직 문화 ORGANIZATIONAL CULTURE

1. 정의

조직 문화란 모든 조직 구성원들이 공유하는 사고와 행동의 양식, 조직의 가정, 가치, 상징, 언어, 행동의 집합체로서 규범과 가치를 나타낸다. 최근 조직의 효율성, 생산성에 미치는 영향 때문에 조직 문화에 대한 접근 전략 구축이 활성화 되었다.

2. 7S 모형

Pascale과 Athos는 조직 문화를 구성하는 요소는 다음의 7가지이며, 이들은 서로 연관되어 있고 공유된 가치가 가장 중심적인 위치를 차지한다고 주장함

* 공유가치(Shared value): 조직구성원이 공통으로 가지고 있는 일관된 가치관 또는 이념
* 전략(Strategy): 조직의 장기적 비젼과 목적을 달성하기 위한 계획
* 구조(Structure): 조직을 구성하는 체계로 직무 구조, 권한관계, 인사관리, 통제체계 등이 포함됨
* 관리시스템(System): 조직을 구성하는 체계를 운영하는 과정, 정보관리, 의사소통 등이 포함됨
* 구성원(Staff): 조직의 구성원 자체뿐 아니라 그들이 가지고 있는 능력과 가치관, 태도 등을 포괄함
* 기술(Skill): 조직 운영에 적용되는 computer data management tool 및 다양한 management 도구
* 리더십 스타일(Style): 조직을 이끌어가는 전반적인 조직 관리 스타일

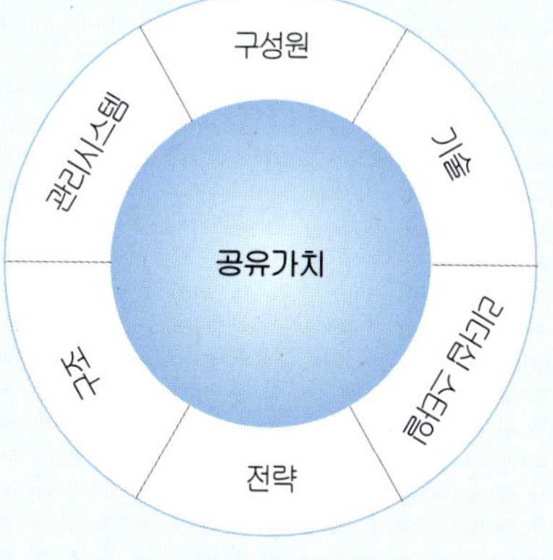

5) 조직 내 의사소통

- 가정전문간호사는 다학제간 서비스 조정을 위하여 의사소통 채널을 유지한다.

(1) 조직 내 의사소통 유형파악

(2) 조직 내 의사소통 효율성 평가

4. 인적자원 관리

1) 인력수요 예측

- 가정간호사업소 인력수급 방안을 확인한다.

(1) 인력수요 산정 방법

(2) 인력확보 전략

인력수요 예측

1. 정의

1) 서술적 접근 방법 Descriptive method

환자의 유형을 확인하여 간호표준을 설정하고 간호업무를 수행하기 위해 필요한 간호사 대 환자의 비율을 결정하는 방법

2) 산업공학적 접근 방법 Industrial engineering method

Taylor의 시간-동작분석을 이용하여 간호업무량을 측정하고 이에 근거하여 간호인력을 산정하는 방법

3) 관리공학적 접근 방법 Management engineering method

간호의 질, 환자의 유형 및 수, 병원의 병상 수용 능력, 운영 예산과 같은 다양한 간호 자원에 관련된 자료를 종합적으로 분석하여 간호인력을 산정하는 방법

2) 모집, 선발, 배치

- 가정전문간호사 모집, 선발, 배치 과정을 확인한다.

(1) 가정전문간호사 모집 과정

(2) 가정전문간호사 선발 과정

(3) 가정전문간호사 배치 과정

모집, 선발, 배치

1. 모집

조직이 필요로 하는 유능한 인력을 확보하기 위한 적극적인 정보제공 과정

1) 모집 방법

(1) 내부 모집

조직 내에서 특정한 직무를 수행할 적격자를 찾아내는 방법으로써 즉, 조직 안에서 구성원을 승진시킴으로써 필요 인력을 충원하는 방법

(2) 외부 모집

조직 밖에서 필요한 인력을 모집하는 방법으로써, 외부의 인력시장을 대상으로 공개 모집, 현장 모집, 광고, 교육기관 설명회 등을 통해 수행

2. 선발

모집 활동을 통해 응모한 지원자 중 조직이 필요로 하는 직무에 가장 적합한 인재를 판별하는 과정으로 바람직한 선발이 이루어지기 위해서는 먼저 직무 분석을 통해 필요한 지식, 태도, 기술 등의 요건이 결정되어야 함

3. 배치

선발된 인력을 조직 내의 각 부서에 배속시켜 직무를 할당하는 것

배치(이동)의 원칙

* 적재적소주의 – 최적의 위치에서 최고의 능력을 발휘
* 실력주의 – 능력에 따른 공정한 평가와 적정 대우
* 인재육성주의 – 개인 역량의 지속적인 개발지원
* 균형주의 – 조직 전체의 구조와 관계 속에서의 균형 실현

3) 능력 개발

- 가정전문간호사 능력 개발 전략을 확인한다.

(1) 신규 예비 교육

(2) 실무 교육

(3) 보수 교육

(4) 기타

능력 계발

교육 유형과 주요내용

구분	교육명칭	목적 및 내용
대상자	예비 교육	신규 직원의 효과적 적응을 돕기 위한 교육 조직소개, 직무 설명, 소속감 증진 등을 포함함
	관리자 교육	팀리더, 일선관리자, 간호관리자의 조직운영 능력을 함양하기 위한 교육 최신 경영기술, 리더십, 보건관련 정책과 주요 이슈 등을 포함함
내용	실무 교육	직원의 직무 수행 능력을 발전시키기 위한 교육 직무 수행에 필요한 지식·기술, 최신지견 등을 포함함
	보수 교육	중앙회에서 인정하는 법에 규정된 의무교육 내용
장소	내부 교육	가장 일반적인 방법으로 조직내의 수직적 계층에 따라 숙련자나 관리자가 미숙련자나 신규자를 교육하는 방법
	외부 교육	직원의 직무 능력을 함양하기 위해 직무로부터 분리시켜 일정기간 교육에만 집중하도록 하는 방법

4) 유지 및 이직 관리

- 가정전문간호사 인력 유지 및 이직 관리 전략을 확인한다.

(1) 유지 전략

(2) 이직 관리

(3) 문제 직원 관리

(4) 고충 처리 및 직원 상담

유지 및 이직 관리

1. 유지 관리

1) 직원 훈육 Discipline

(1) 직원이 조직의 규칙이나 규정을 준수하도록 교육하고 이를 위반하지 않도록 통제하며, 기대에 어긋나는 직원을 징계하는 인적자원 관리의 한 형태이다.

(2) 간호관리자가 직원의 훈육 시 지켜야 할 원칙

① 긍정적인 태도
② 신중한 조사
③ 신속한 대처
④ 비밀의 보장
⑤ 행위에 초점을 둠
⑥ 일관성있는 규칙의 적용
⑦ 융통성
⑧ 추후관리

직원 훈육의 진행 단계

1단계) 면담 → 2단계) 구두견책 → 3단계) 서면견책 → 4단계) 정직→ 5단계) 해고

2. 이직 관리

1) 이직

(1) 이직 관리는 조직 구성원의 이직을 관리하는 활동으로 이직이란 직원이 조직으로부터 이탈하는 것으로 고용관계의 단절을 의미한다.

(2) 조직이 우수한 인력을 확보하는 것이 중요하듯, 조직을 이탈하는 인적자원에 대한 관리도 인적 자원의 유지 측면에서 매우 중요한 일이다. 이는 신규 직원 채용에 따른 높은 이직 비용의 지불과 함께 서비스 질 저하, 그리고 조직에 남아 있는 직원들에게 미치는 부정적 영향 때문이다.

(3) 때때로 적정 수준의 이직은 인사관리에 통풍 역할을 하고 조직에 새로운 활력소를 불어넣는 역할을 한다. 그러나 유능한 인재의 지나친 이직은 기술의 축적을 막고 조직을 파괴하며 기관의 성장에 막대한 지장을 가져온다.

(4) 이직률 계산식

$$\text{연간 이직률} = \frac{\text{연간 이직자수}}{\text{연 평균 직원 수}} \times 100$$

(5) 이직의 원인

① 부적절한 보수 수준
② 과도한 업무분담
③ 자녀 양육 등 가정에서의 역할
④ 불규칙한 근무시간
⑤ 자기발전의 기회 부족
⑥ 직장 내의 부적절한 인간관계
⑦ 간호업무의 자율성 제한
⑧ 승진 적체 및 기회의 부족

(6) 관리 방안

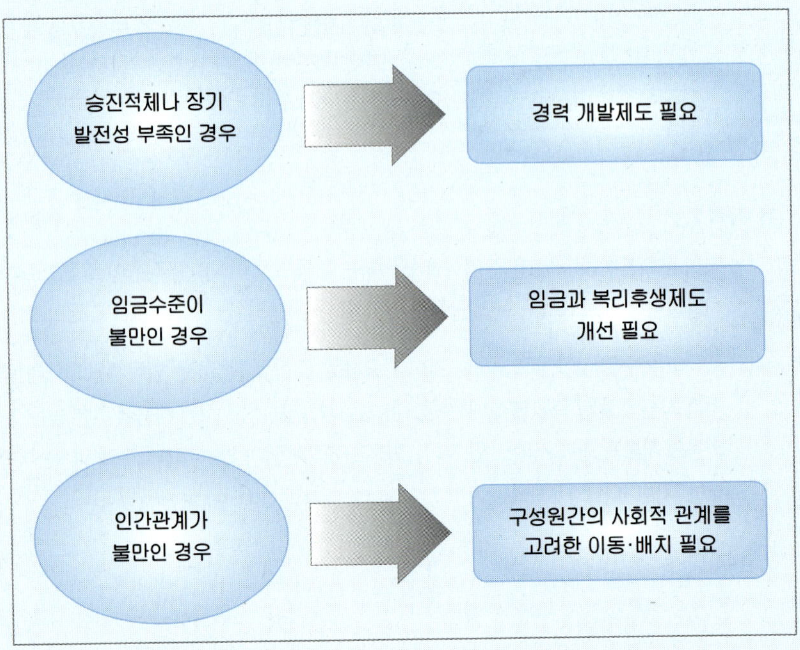

5. 지휘 관리

1) 리더십

- 가정간호사업소 관리자의 리더십 유형을 확인한다.
- 가정간호사업소 관리자의 리더십 적절성을 평가한다.

(1) 리더십 유형

(2) 리더십 적절성

리더십

1. 정의

리더십이란 리더가 일정한 상황 하에서 목표 달성을 위해 개인이나 집단의 행위에 영향력을 행사하는 과정이다.

리더 → 변화시키기(transform) / 새롭게 하기(renew) / 힘북돋우기(energlze) / 영감불어넣기(inspire) → 조직목표 달성

2. 관리와 리더십의 관계

모든 관리자들이 리더십을 발휘하는 리더는 아니며, 반대로 모든 리더들이 반드시 조직에서의 공식적인 관리자는 아니다.

관리(Management)

관리는 조직이 성장하고 조직구조가 복잡해 짐에 따라 그 복잡성(complexity)에 효과적으로 대처하고자 하는 것

조직에 질서와 안정성을 가져오고자 함

리더십(Leadership)

리더십은 경영환경이 급변하는 환경의 변화(change)에 효과적으로 대처하고자 하는 것

조직에 건설적인 변화와 진전을 가져오고자 함

3) 리더십의 유형

구분	중심 개념	특징
리더십 특성이론 (1940~50년대)	개인적 특성 → 리더와 비 리더의 구별	리더와 리더가 아닌 사람을 구별할 수 있는 특성을 연구
리더십 과정(행위)이론 (1950~60년대)	리더 행위 → 성과 구성원 유지	성공적 리더와 비성공적 리더를 구분하는 조직실제 상황에서의 행위 유형을 연구
리더십 상황이론 (1970년대 이후)	리더 행위 → 성과 만족 (구성원 유지) 기타 변수 ↑ 상황요인 직무, 리더와 구성원의 관계, 리더의 직위권한	특정 상황하에서 리더와 구성원간의 상호작용에 따른 리더십 특성을 연구

2) 동기 부여

- 가정간호사업소의 동기 부여 전략을 확인한다.
- 가정간호사업소의 동기 부여 전략의 적절성을 평가한다.

(1) 동기 부여 전략

(2) 동기 부여 전략의 적절성

동기 부여

개인이 어떤 목표 달성을 하고자하는 행위를 일으키고, 방향을 잡고 유지하는 심리학적 개념으로써, 조직의 관점에서는 목표 달성을 위한 구성원의 지속적인 노력을 효과적으로 발동시키는 것이다.

1. Alderfer의 ERG 이론

매슬로우(MASLOW)의 욕구단계 이론을 근거로 이를 3가지로 분류 제시

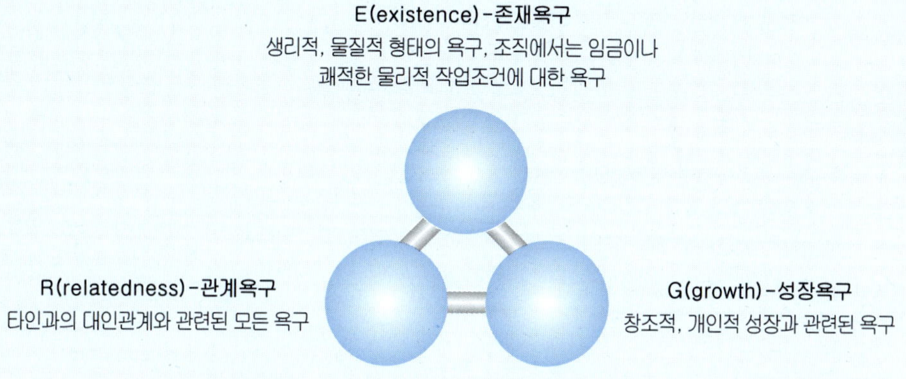

2. Herzburg의 동기-위생 요인 이론 Motivation-hygiene theory

매슬로우(Maslow)의 이론을 확대하여 동기-위생 요인 이론을 발전시켰다.

- 위생 요인(Hygiene factor)

· 불만족 요소의 증감에 관여하는 요소
· 위생요인의 증가는 만족의 증가로 연결되지 않음
예) 급여, 작업조건, 회사정책 등

- 동기 요인(Motivation factor)

· 만족 요소의 증감에 관여하는 직무의 내용
· 성취감, 타인의 인정, 책임감, 도전감, 개인의 성장과 발전가능성 등

※조직은 위생요인과 동기요인을 잘 파악하여 직원의 동기부여를 관리해야 함

3. McClelland의 성취 동기 이론

매슬로우(MASLOW)의 상위욕구만을 대상으로 다시 3개의 범주로 구분하여 제시하였다. 이 욕구가 인간행동의 80%를 설명한다고 주장하였다.

친교욕구(Need for affiliation)
- 타인과 친근하고 유쾌한 감정관계를 확립, 유지, 회복하려는 욕구
- 경쟁 상황보다는 협동적인 상황을 더 선호

권력욕구(Need for power)
- 타인에게 영향력을 행사하고 통제하려는 욕구
- 리더의 위치에 있고 싶어하고 대표로 나서기를 원함
- 타인과는 경쟁적이며 지위 향상, 영향력, 명성을 얻는 데에 관심

성취욕구(Need for achievement)
- 어떤 문제를 혼자 해결하려고 하거나 위험이 따르더라도 목표를 달성하여 남보다 앞서려는 욕구
- 개인적 책임과 피드백이 있는 업무를 선호

4. McGreger의 X Y이론

전통적 인간관을 X이론이라 하고 자신이 주장한 새로운 인간 유형을 Y이론이라 명명하였다.

구분	특징	특징
X 이론	보통의 인간은 일하기를 싫어하고 야심이 없고 책임회피와 명령 받기를 좋아하며 창의성이 없다 (전통적 관리 철학).	동기부여는 생리적 안전적 욕구 수준에서 이루어지며 조직목표의 달성을 위해서 강제, 명령, 위협, 처벌이 필요하다.
Y 이론	일하는 것은 자연적인 현상이며 놀이나 휴식과 같다. 인간은 책임를 스스로지며 그것을 추구한다. 인간은 창의력이 있으며 성장과 발전의 잠재력이 있다 (새로운 관리철학).	동기부여는 친화, 자존, 자기실현의 수준에서 이루어진다. 인간은 조직목표를 달성하는데 관여하는 경우 스스로 통제할 수 있고 조직목표를 달성함으로써 자아실현의 욕구가 충족된다.

2. 과정 이론

1) Vroom의 기대이론 Expectancy theory

어떤 개인의 동기부여는

① 노력의 결과로서 예상되는 보상에 대해 개인이 느끼는 매력 정도(유의성: Valences)

② 일정 수준의 성과를 달성하면 어떠한 보상을 받을 수 있다는 주관적 믿음 (수단성: Instrumentalities)

③ 개인이 일정한 노력을 기울이면 필요한 성과수준을 달성할 수 있으리라는 주관적 확률 혹은 믿음(기대감: Expectancy)

④ 행동의 결과 혹은 보상으로 성과와 같은 1차적 결과와 그 성과에 따른 보상과 승진 등 2차적 결과를 얻음(결과: Outcome)

⑤ 행동 패턴의 선택으로서 개인은 행동대안과 기대하는 결과 및 중요성을 비교 평가하여 자신의 행동을 결정함(행동선택: Choice behavior)에 의해 결정된다고 봄

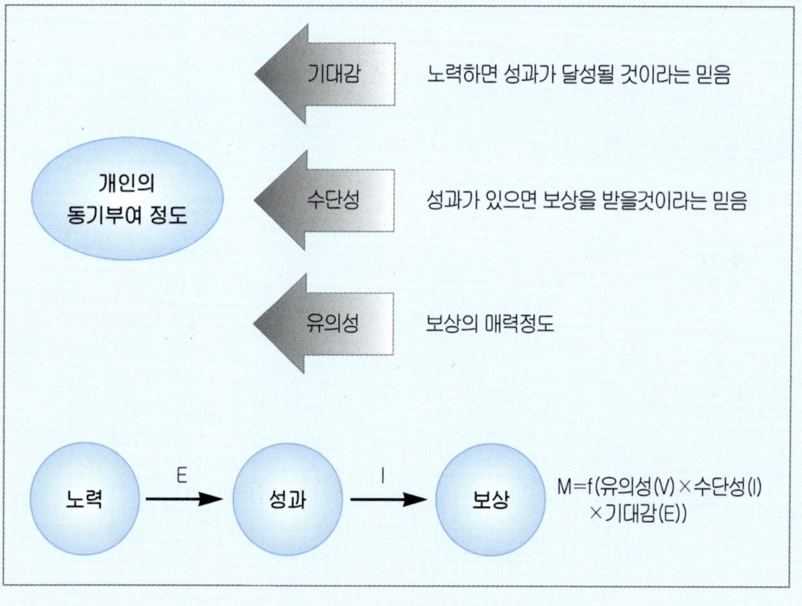

3) 갈등 관리

- 가정간호사업소의 갈등 관리 전략을 확인한다.
- 가정간호사업소의 갈등 관리 전략의 적절성을 평가한다.

(1) 갈등 관리 전략

(2) 갈등 관리 전략의 적절성

갈등 관리

- 갈등은 인간 활동이나 관계 형성 과정에서 발생되는 대립, 분쟁 및 불일치 그리고 여기에서 발생되는 심리적 좌절이나 욕구 불만의 총체이다.
- 전통적으로 갈등은 조직 내 파괴와 비능률을 가져오기 때문에 피해야할 것으로 여겨졌으나, 현대에 들어서면서 오히려 새로운 아이디어를 창출하고 집단내 응집력을 증진 시키고 업무를 효과적으로 수행하는데 도움을 주는 조직내 활력소로 이해하는 견해도 증가하고 있다.

갈등과 조직유효성 관계

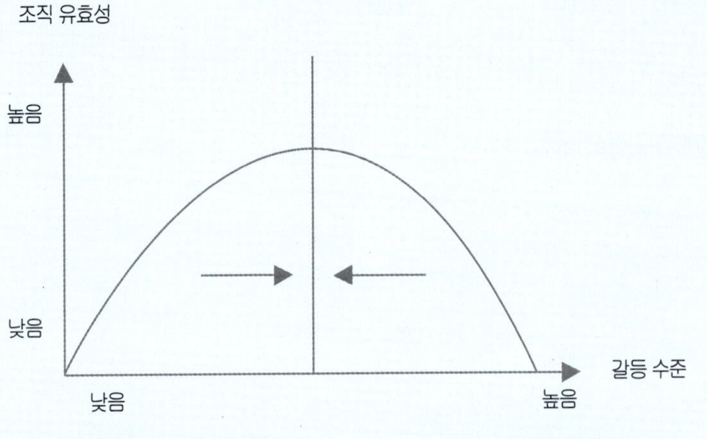

갈등 과소	적정 수준	갈등 과다
무사안일주의나 획일화, 조직의 침체를 초래함	조직의 긴장감을 유도하여 창조적, 도전적 목표실천 행동이 증가함	혼란과 불신이 증가하여 조직내 불안과 투쟁이 일어나 조직의 와해를 초래함

- 갈등의 유형
  - 과업 갈등: 업무의 내용과 목표의 불일치에서 오는 갈등
  - 관계 갈등: 구성원간의 대인적 관계에서 오는 갈등

4) 업무 협상

- 가정간호사업소의 업무 협상 사례를 파악한다.
- 가정간호사업소의 업무 협상 유형을 분석한다.

(1) 협상의 과정

(2) 실제 업무 협상 사례

(3) 업무 협상 사례에 따른 협상 유형 분석

업무협상

1. 협상의 개념

- 둘 이상의 결정 대안들 간에 대해 서로 다른 선호체계를 가진 상호의존적인 당사자들 간의 의사결정 과정을 말한다.
- 협상은 자신에게 중요한 문제에 대해서는 상대방의 양보를 받아내고, 반면에 상대방에게 중요한 문제에 대해서는 양보함으로서 서로 만족스러운 교환에 이르려는 시도이다.

2. 협상의 유형

유형	특징
분배적 협상 (Distributive negotiation) 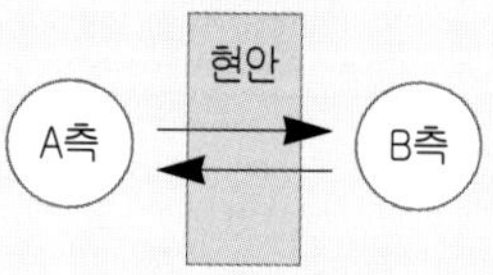	고정된 자원의 분배에 관한 협상으로 가장 보편적인 협상유형이다. 분배적 협상은 협상의 결과가 어느 한 당사자에게 이익이 될 경우 다른 당사자에게는 그 만큼 손해가 된다는 zero-sum의 가정에 기초를 두고 있다. 분배적 협상은 양 당사자간에 직접적인 이해 갈등이 존재하기 때문에 협상 당사자들은 협상을 통해 이미 고정 되어 있는 자원을 어떻게 분배할 것인가를 결정한다.
통합적 협상 (Integrative negotiation) 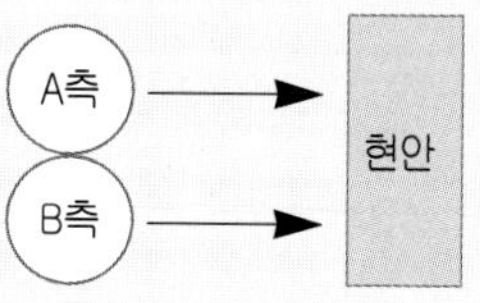	당사자들의 이해를 조화시킴으로서 보다 큰 공동 이익을 창출하려는 시도이다. 어느 한 협상 당사자의 이익이 반드시 다른 협상 당사자의 손해가 되는 것은 아니며 이득이 될 수 있다는 인식에 기초한다. 통합적 협상은 어떤 특정한 문제에 대하여 협상 당사자들은 공동 혹은 보완적인 이해관계를 가질 수 있으며, 이것을 양 당사자간에 어떻게 잘 해결할 수 있는 가를 결정하는 데에 도움을 준다.

3. 협상의 과정

준비 및 계획		기본원칙 설정		제안 명확화		합의 및 실행
협상을 통해 얻어내려고 하는 것이 무엇인가를 파악하고 이를 위한 적절한 전략을 마련한다.	➡	협상 담당자, 장소, 시간, 협상 문제, 협상이 교착 상태에 빠졌을 때 준수해야 할 규칙 등이 무엇인가를 결정한다.	➡	초기 제안을 제시한 후 자신들의 제안에 대해 명확하게 설명하고 그 제안의 정당한 이유를 밝혀야 한다.	➡	협상의 원리에 따라 협상을 성공적으로 이끌어 양당사자간의 합의를 이끌어 낸다. 이루어진 합의는 공식화하고 이를 실행하는 데 필요한 절차를 개발한다.

6. 통제 관리

1) 서비스 질 관리

- 가정간호서비스 질 관리 체계를 확인한다.

(1) 관리

① 구조적 요인

a. 조직/인력

b. 사업운영 관리

② 과정적 요인

a. 자료 개발

b. 수행능력, 자가관리능력 평가

c. 사례관리 과정 평가

③ 결과적 요인

a. 수혜자 만족도 조사

서비스 질 관리

Donabedian(1980)

양질의 의료란 진료의 모든 과정에서 예상되는 이익과 손해의 균형을 맞춘 상태에서 환자의 복지를 가장 높은 수준으로 높일 수 있는 것으로 예상되는 의료, 과학적, 기술적, 대인관계 요소 및 쾌적함이다(근대적 의미의 질 관리에 대한 개념과 이론 정립).

◆질 관리 모형

1) FOCUS-PDCA cycle

- Find - 개선이 필요한 과정을 발견하는 것
- Organize - 과정을 파악하고 있는 팀을 조직하는 것
- Clarify - 과정에 대한 현재의 지식을 명확히 하는 것
- Understand - 과정의 변화가 필요한 이유를 이해하는 것
- Select - 과정의 개선 사항을 선택하는 것
- Plan - 개선과 자료 수집을 명확히 하는 것
- Do - 개선, 자료 수집, 자료 분석을 실행하는 것
- Check - 실행을 통한 개선 과정의 자료를 점검하는 것
- Act - 이익을 유지하면서 개선을 계속하는 것

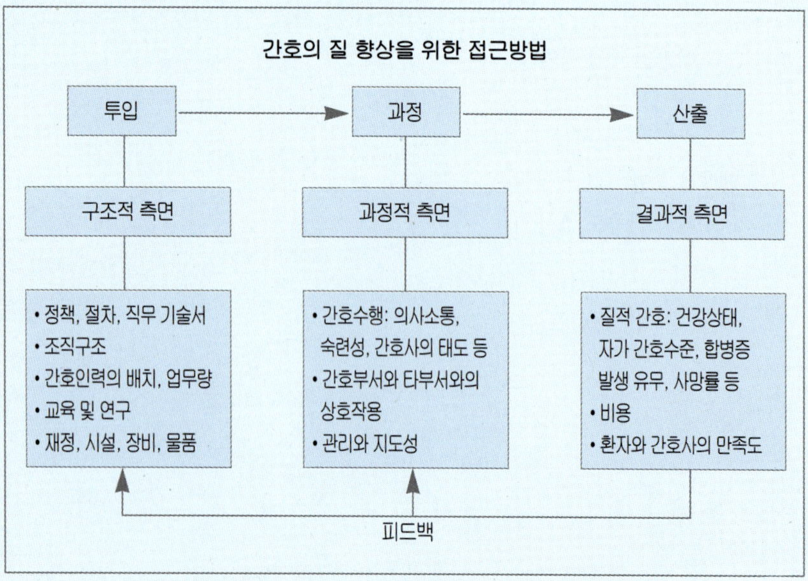

가정간호 질 관리

가정간호는 의료서비스의 지속성을 유지하고 환자와 가족의 자기관리 능력을 향상시키며, 가정전문간호사가 독자적으로 가정에서 포괄적인 서비스를 제공하는 제도이므로, 무엇보다도 서비스의 질 관리 및 표준화 작업이 중요하다.

1. 구조적 요인

(1) 조직/인력

(2) 사업운영 관리

2. 과정적 요인

(1) 가정간호직무 표준 지침서를 개발한다.

(2) 가정전문간호사의 수행능력 평가는 가정간호직무 표준에 의거하여 실시한다.

(3) 환자 및 가족의 교육자료 및 평가도구를 개발한다.

(4) 환자 및 가족의 자가관리 능력 평가는 환자 및 가족의 자가관리 평가도구에 의거하여 실시한다.

(5) 가정간호과 수간호사는 가정간호관련 기록지를 월 1회 이상 평가한다.

(6) 가정간호부서의 사례관리 집담회를 주 1회 이상 개최한다

3. 결과적 요인

수혜자 만족도 조사를 연간 1회 이상 실시한다.

2) 생산성과 업무 효율성 증진 전략

- 가정간호서비스 생산성 향상 전략을 확인한다.

(1) 생산성 측정 및 분석

(2) 생산성 증진 전략

3) 위기 관리(응급상황대처, 안전 관리)

- 가정간호사업소의 위기 관리 대처방안을 확인한다.

(1) 응급상황 관리

(2) 안전 관리

응급상황 처리방법

- 응급상황이 발생된 경우에는 응급처치의 우선 순위에 맞게 응급처치를 한다.
- 대상자 가정에서 근무시간외에 응급방문을 요청할 시에는 가정간호사의 상황판단 하에 응하고, 사전에 응급 시 가정간호 수가에 대하여 설명하여 동의 받은 후 방문한다.
- 주치의에게 환자상태를 보고하고 적절한 처방을 받는다.
- 가정간호사가 처치하기가 곤란하거나, 담당 주치의와 연락이 불가능 할 경우에는 응급실 간호사에게 연락하여 환자에 대한 정보를 제공하고 응급실로 이송한다.
- 가정간호대상자가 사망한 경우에는 주치의에게 보고하고 필요한 경우 사후처치를 도와주고 가정간호사업을 종결한다.

이송 및 의뢰

1) 가정간호사와 주치의의 판단 하에 서비스가 종결된 이후에도 계속적인 의료관리가 요구되는 환자에 대해서는 외래진료로 의뢰하거나 환자의 희망에 따라 환자 인근의 병·의원 혹은 보건기관으로 신속하게 의뢰한다.

2) 가정간호사업병원간의 이송체계도 구축한다.
거주지를 이주하거나 다른 진료권에 거주하는 가족의 간호를 받기 위하여, 부득이 가정간호기관을 변경하고자 하는 경우에 주치의의 진료 소견 및 가정간호서비스 내용이 기재된 진료 의뢰서를 대상자가 원하는 의료기관에 제출할 수 있도록 협조한다.

가정전문간호사를 위한 감염 및 안전 관리

- 무균법의 기본 원칙을 지키고 처치 전·후 등에 손씻기를 철저히 실시한다.
- 손씻기 위한 비누류와 종이타올을 방문가방에 지참하고, 물이 없는 경우를 대비하여 물수건 지참한다.
- 가정전문간호사가 상처를 입은 경우, 환자와 직접 접촉을 할 때는 소독장갑을 끼거나 소독 붕대로 개방상처를 덮은 후 서비스 제공한다.
- 보호할 수 없는 개방상처를 가졌거나 면역억제제를 복용하는 가정전문간호사는 상처가 감염되었거나 분비물이 나오는 환자의 경우 방문이 불가하다.
- 전염성이 강한 질환 환자에게 심폐소생술을 수행할 때에는 이중 마스크를 착용한다.
- 후천성 면역결핍증 환자나 HIV 양성인 환자의 심폐소생술을 수행할 때에는 직접 구강 대 구강 호흡법을 하지 말고 흡입관을 이용하여 실시한다.
- 가정전문간호사는 감당하기 어려운 신변상의 위험을 초래할 수 있다고 판단되는 경우에는 가정방문을 거부할 수 있다.

4) 직무 수행 평가

- 가정간호사업소의 직무 수행 평가 과정을 확인한다.

(1) 인사 고과의 목적

(2) 고과 평가 도구와 방법

(3) 고과 결과의 활용

직무 수행 평가

1) 개념

근무성적평정이란 각 직원이 수행한 근무실적, 근무수행 능력, 직무수행 태도 및 직무 수행에 필요한 지식 등을 조직적으로 평가하는 것. 즉, 직원이 나누어 맡은 일을 수행한 실적과 그 직무에 대한 해당 직원의 인물, 성격, 능력상의 적응성 평가, 기록하는 것이다.

2) 목적

- 승진, 승격, 배치 이동 등과 관련한 신분상의 의사결정
- 인재를 육성개발하기 위한 교육 훈련상의 의사결정
- 승급, 인센티브 및 복지후생 등과 같은 처우상의 의사결정

3) 구성

(1) 능력 고과

주어진 일을 어떻게 수행하였는가? → 직무 수행의 능력 파악

(2) 업적 고과

일의 성과는 어떠하였는가? → 개개인이 달성 목표에 대해 일정 기간 내에 얼마만큼 달성하였는지를 파악

(3) 태도 고과

주어진 일에 어떻게 임하였는가? → 어떤 자각과 의욕을 가지고 태도와 행동을 보였는지를 파악

4) 분류

(1) 고과자에 따른 분류

① 자기 고과: 능력 개발을 목적으로 자기 스스로를 평가하는 방법. 주로 관리층이 고과할 때 보완적으로 활용함

② 상급자 평가: 흔히 사용되는 방법. 상위자가 직속 하위자를 고과하는 방법. 주관적으로 되기 쉬운 단점

③ 동료 평가: 동료가 서로를 평가하는 방법. 상사보다는 개인의 잠재력을 더 정확히 평가할 수 있다는 장점

④ 하급자 평가: 하위자에 의한 상위자의 평가

⑤ 전문가 고과: 인사관리 전문가에 의한 평가

⑥ 다원적 평가: 상급자, 동료, 하급자, 고객, 외부전문가 등이 참여하여 다원적으로 실시되는 평가

(2)분포제한법 Forced distribution 혹은 강제배분법

고과자의 관대화 경향과 중심화 경향을 방지하기 위하여 각 평정 등급에 분포될 평정자의 비율을 사전에 인위적으로 정하고 이 비율에 준하여 피 평정자의 근무 실적에 따라 분포시키는 방법. 이는 피 평정자들의 성적 분포가 종형인 정규분포 곡선을 그리도록 하는 것

5) 가정간호 윤리

- 가정간호서비스 제공에 있어서의 윤리적 갈등 문제를 확인한다.
- 윤리적 딜레마 해결 과정을 확인한다.

(1) 윤리적 갈등 사례

(2) 윤리적 딜레마 해결 과정

홍보

가정간호사업에 대한 이해도와 참여도를 높이기 위해 병원 환자, 가족, 직원 및 지역사회 주민을 대상으로 홍보한다.

1. 원내 홍보

- 관련 진료과 의국장 개별 면담: 가정간호소개
- 의국회의 참석: 가정간호대상자 및 의뢰절차 소개 병동 순회
- 병동순회
- 가정간호운영위원회 운영
- Q.I. 팀과 협력체계 구축(진료일수 단축을 위한 영역개발)
- 원내소식지 활용
- 포스터 및 팜플렛 활용
- 사무실 간판 제작 및 부착
- 가정전문간호사 유니폼 제작
- 간호사교육

2. 원외홍보

- 지역사회주민을 위한 교육프로그램 운영
- 방문전용차량 운행
- 지역신문을 통한 주기적 홍보
- 메스컴을 통한 홍보에 적극적 참여

8. 정보 관리

1) 기록 및 보고

- 가정간호서비스 표준 업무 서식을 확인한다.
- 가정간호서비스 문서 관리 내용을 확인한다.
- 가정간호서비스 보고체계를 확인한다.

(1) 가정간호 표준 업무서식

(2) 가정간호서비스 기록 및 보고(문서 관리)

2) 가정간호 정보체계 EMR

- 가정간호서비스 정보체계를 확인한다.

(1) 가정간호서비스 정보체계 활용

(2) 가정간호서비스 정보체계 평가

문서기록 및 관리 기준

1. 문서의 종류

① 가정간호 의뢰서
② 가정간호 신청서
③ 가정간호대상자 선정기준
④ 환자사정/기능별 건강사정
⑤ 간호진단 및 계획
⑥ 가정간호 진행 기록지
⑦ 상태변화 기록지
⑧ 경과 기록지
⑨ 상처간호 기록지
⑩ 가정간호 종결 요약지

2. 문서작성의 일반 사항

① 가정간호 기록지는 A4 용지에 인쇄되며 용지를 세워서 쓰는 것을 원칙으로 한다.
② 글자는 쉽고 간명하게 한글 맞춤법에 따라 가로로 쓴다.
③ 년, 월, 일의 글자를 생략할 때는 그 자리에 온(.)점을 찍어 표시한다.
④ 시 분의 글자는 생략하고 쌍점(:)으로 구분한다.
⑤ 사물의 명칭은 정확한 공식 명칭을 사용한다.
⑥ 문서의 용지는 흰색, 기입하는 문자의 색채는 검은색으로 한다.

3. 기록에 관한 사항

① 가정간호 의뢰서는 주치의가 가정간호 신청서는 환자나 그 가족이 퇴원하기 48시간 전에 작성하여 가정간호과에 접수하여야 한다.
② 재등록일 경우 가정간호 의뢰서 작성일로부터 90일이 경과한 경우에 가정간호의뢰서를 다시 작성하여야 한다.
③ 환자가 의뢰되면 대상자를 사정하고 대상자 선정기준을 작성한다.
④ 대상자로 선정되면 환자 사정과 기능별 건강사정을 첫 번째 방문 때까지 완성한다.
⑤ 환자 사정과 기능별 건강사정을 통하여 간호문제와 간호진단을 확인한 후 간호진단 계획서를 작성한다.
⑥ 첫 번째 방문 후 등록 대장에 관련 내용을 기록한다.

⑦ 상태변화 기록지는 방문 시마다 환자상태와 서비스 내용을 간략하게 기록하는 것으로 환자방문이 끝나는 대로 환자의 집에서 기록한다.

⑧ 환자에게 욕창이 있어 자세하게 기록해야 할 경우에는 상처간호기록지에 기록한다.

⑨ 가정간호 진행기록지는 환자의 간호진단(문제)을 중심으로 간호과정을 적용하여 사정, 수행, 평가를 서술식으로 방문 후 24시간 내에 기록한다.

⑩ 경과기록지는 정기적으로 1달에 1회 또는 환자상태 변화시 작성하여 주치의에게 보고하는 것으로 사본은 외래기록지에 원본은 가정간호 차트에 보관한다.

⑪ 환자 상태가 변화되어 주치의의 처방이 필요한 경우 전화로 구두 처방을 받은 후 24시간 내에 서면처방을 받는다.

⑫ 가정간호가 종결되면 가정간호 종결요약을 기록하고 등록대장에 종결 내용을 기록한다.

4. 간호기록 관리

① 가정간호 기록지는 황색 파일에 끼워 사용하며, 우측 상단에 등록번호와 환자이름을 쓴다.

② 황색화일의 오른쪽 맨 위부터 가정간호 신청서, 가정간호 의뢰서, 가정간호 대상자 선정기준, 환자사정, 기능별 건강사정, 가정간호 진행 기록지, 가정간호 경과 기록지, 상처간호 기록지, 상태변화 기록지, 가정간호 종결 요약지의 순서로 철하며 왼쪽에 간호진단 및 계획지를 붙인다.

③ 주치의의 처방을 위한 의사 지시서는 가정간호 의뢰서 앞에 날짜 순으로 철한다.

④ 가정간호대상자의 치료 및 간호기록은 5년간 보관한다.

⑤ 병원의 서식과 동일한 종류의 서식은 기존의 보관기준과 문서정리 및 기록방법과 동일하게 적용한다.

⑥ 가정간호 관련서식은 부록과 같다.

9. 물품 및 환경 관리

1) 물품 관리

- 가정간호사업의 물품 관리 체계와 현황을 파악한다.
- 가정간호사업의 물품 관리 체계와 현황을 효과성, 효율성, 적절성 측면에서 평가한다.

(1) 물품 관리 표준

(2) 소모품 및 소독물품 관리

(3) 비품 및 의료장비 관리

물품 및 장비 관리: 예

1. 의료 기기

1) 종류

Suction기, 혈압기, 청진기, 혈당측정기

2) 청구 방법

(1) 의료기기의 청구는 당해 년도에 책정된 예산에서 필요성에 따라 우선 순위로 청구할 수 있다.

(2) 모든 물품은 청구 및 불출증을 작성하여 간호부장의 결재를 받은 후 관재계를 통하여 구매계에서 구입하여 물품을 받게 된다.

3) 관리 방법

(1) 모든 의료기 비품은 병동 물품 보유 현황표에 등록하여 관리하게 된다.

(2) 부주의로 물품을 분실 또는 파손하였을 경우 일부 변상한다.

2. 집기류

1) 종류

책상, 의자, 컴퓨터, 인쇄기, 냉장고, 탁자, 상담용 탁자 및 의자, 책장, 옷장, 서랍장

2) 청구 및 관리 방법

의료기기와 동일함

3. 소독물품

1) 종류

gauze, cotton ball, alcohol sponge, nelaton catheter, burn gauze 등

2) 청구 방법

(1) 전일 9:00AM까지 입력하고 다음날 공급실에서 불출한다.

(2) Forcep-jar, Can 등은 토요일 9:00AM까지 입력하고 월요일 아침에 불출한다.

(3) 응급 시에는 수시로 청구할 수 있으며, 입력 후 인쇄하여 공급실에 제출한 후 불출한다.

(4) 반드시 적당량을 청구하여 재고가 쌓이지 않도록 한다.

3) 관리 방법

(1) 소독물품은 유효기간을 확인한 후 사용한다.

(2) 소독물품 유효기간

① 수지포장: 7일

② Can류: 7일

③ 소독포 포장: 14일

④ E.O. gas 물품: 6개월

⑤ set 속의 사용한 물품은 정리하고 반드시 사용개수를 확인한 후 보낸다.

4. 의료 소모품

1) 창고계 물품

(1) 종류

poly glove, I.V. set, I.V. connector, blade, 반창고(종이/실크), Fixmore, Surgucal-Jelly, 혈당검사 stick

(2) 청구 방법

매월 25일 입력하여 인쇄한 후 부서장의 결재를 받아 물품관리부서에 제출한다.

2) 공급실 물품

(1) 종류

체온계, Angio-needle, Foley-catheter, Urine-bag, Koken tube, Tegaderm, Locking cap, 3-way, Dosi-flow, Scalp needle

(2) 청구 방법

① 환자에게 사용된 의료 소모품은 반드시 전산에 입력한다.

② 입력된 소모품은 과별로 정산하여 격주 토요일마다 공급실에 신청한다.

③ 다음 주 화요일에 수령한다.

5. 일반 소모품/인쇄물

1) 종류

노트, 볼펜 등 문방구류, 휴지, 비누, 건전지, 디스켓 등

2) 청구 방법

의료 소모품과 동일함

6. 폐품 관리

(1) 물품 이상 시 각 해당 부서에서 수리 불가능이 판단되면 폐품신청서를 제출하고 새 물품을 신청한다.

(2) 폐품, 수리 청구 시에는 청구 및 불출증을 가정전문간호사가 작성하여 부서장의 결재를 받아 각 과에 넘긴다.

(3) 폐품 처리 시 가정간호과와 물품 관리계에 비치된 대장에 삭제 후 날인을 받는다.

7. 약품 관리

1) 정기청구약품

(1) 종류

베타딘(10%), 과산화수소수(3%), 생리식염수(20ml), 주사용 증류수(20ml), 글리세린

(2) 청구 방법

① 전산입력하고 출력하여 결재 사인된 청구서는 매월 25일까지 약제과에 제출한다.

② 청구된 약품은 익월 15일 오후 2시에 불출되며 약제과에서 불출증을 받아간다.

2) 제제약품 청구

(1) 종류

Clenzo, 70% Alchohol

(2) 청구 방법

① 매주 화요일에 전산 입력하고 수령일은 수요일로 하여 출력한다.

② 결재 사인 후 제제실에 제출하면 수요일에 배달된다.

3) TPN 청구

(1) TPN 처방전은 1매에 1일분 처방을 원칙으로 한다.

(2) 의사처방대로 전산입력한 후 원무과 수납 후 마감시간까지 병실약국에 접수한다.

(3) 처방접수 마감시간

① 평일: 11AM

② 토요일: 9AM

(4) 처방 일수

① 평일, 토요일: 1일분

② 금요일: 2일분 처방가능

③ 연휴: TPN 조제를 하지 않으며 연휴 전날 2일분을 처방

(5) 유효기간(냉장보관)

① MVH를 혼합한 TPN: 48시간

② 일반 TPN: 1주일

4) 마약 관리

(1) 종류

Demerol, Morphine, Codein, M-S contine, Pentany 1, Durogesic

(2) 청구 방법

① order가 나면 전산입력한다.

② 마약처방전에 진찰권번호, 이름, 성별, 나이, 주소, 병명, 주호소, 의사 sign, 마약명, 용량, 용법, 등을 기록한다.

③ 원무과 수납 후 약국용 처방전만 받아 주사제는 병실약국, 내복약과 외용약은 외래 약국에 제출한 후 수령한다.

(3) 관리 방법

① 마약처방전은 일반용, 주사용으로 구분하여 사용한다.

② 각 처방전은 약국용, 확인용, 원무과용의 3장임을 확인한다.

③ 내복용, 외용 마약: 외래 및 퇴원환자의 처방은 2주일까지 가능하다.

④ 주사용 마약은 처방 1매에 1회 투여 용량을 기재한다.

⑤ 주사용 마약은 투약 당일 처방에 한하여 취소가 가능하며 익일에는 불가능하다.

⑥ 주사용 마약을 사용하지 않을 경우(1Amp 이하의 잔량) 당일로 반납한다.

⑦ 반납할 경우 새 마약 봉투에 반납량 및 반납한 사람의 sign을 하여 마약대장과 함께 약국에 가서 반납 후 약사의 sign을 받아야 한다.

⑧ 마약 처방전의 내용에 정정사항이 있을 경우 처방을 다시 쓰거나 정정사항에 발행 의사의 확인도장이 필요하다.

⑨ 마약은 반드시 마약대장에 기록해야 하며 매주 토요일 오전 6시 기준으로 총 사용량의 합계를 한다. 통계 시 빨간색 볼펜으로 마감줄을 긋고 계산도 빨간색으로 한다.

⑩ 마약은 원무과, 약국, chart 등 3곳의 기록이 같아야 한다(정확한 order, 정확한 불출, 정확한 수령, 정확한 투여).

⑪ 마약과 관련된 서류(마약대장, 봉투 등)는 2년 보관을 원칙으로 한다.

8. 차량 관리

① 방문전용차량은 가정간호사가 가정방문 시에만 운행하는 것을 원칙으로 한다.

② 가정간호사는 방문 시 원무과 앞 안내에서 열쇠를 받아 운행하고 방문이 끝나면 지정된 장소에 차량을 안전하게 주차시킨 후 안내에 열쇠를 보관시킨다.

③ 가정간호사는 차량운행에 있어 교통법규와 안전수칙을 지키고 항상 지정된 주차공간에 주차시킨다.

④ 가정간호사는 차량이 손상되지 않도록 항상 주의하며 만일 부득이하게 차량손실이 있을 경우 총무과와 협의하여 대책을 강구한다.

⑤ 차량유지 및 관리는 총무과에서 병원소유 차량과 동일하게 한다.

⑥ 가정간호사 개인차량을 방문용으로 사용하는 경우에는 차량운영비 및 사고 시 조치는 병원소유 차량과 동일하게 처리한다.

2) 환경 관리

- 가정간호사업소 환경 관리 현황을 파악한다.

(1) 편의성

(2) 쾌적성

(3) 안전성

■ 사례실습 모듈 1: 가정간호사업소 운영 기획서

사업소 개요
- 사업소 주체
- 사업소 운영 배경
- 사업소 비젼과 목표 수립

사업소 비젼과 목표
- 사업소 비젼 수립
- 사업소 목표 수립: SMART에 근거하여

환경 분석

- 거시적 외부환경 분석: 사회적, 정치적, 경제적, 기술적 환경의 영향
- 미시적 외부환경 분석: 지역사회 경쟁구조, 공급자 현황, 대상자 특성
- 내부환경 분석: 경험, 역량 등
- 분석결과의 종합 해석: SWOT 분석 이용

조직운영 전략

- 조직체계 구축
- 직무 분석에 의한 직무 기술
- 인력 배치 및 역할 분담
- 인력 역량 개발: 교육 훈련 계획 수립
- 인력개발 평가: 근무성과 평가
- 리더십과 동기 부여

사업소 성장 전략

- 차별화된 서비스 Contents 개발
- 효과적 홍보와 마케팅 활동 수립
- 목표 매출과 손익분기점 파악, 기대 재무제표 작성

성과 평가 전략

- 투입요소 평가
- 과정요소 평가
- 결과요소 평가

■ 별첨 서식지 1

가정간호관련 서식지(예시)

◆ 부록3-1 가정간호대상자 선정 및 분류 기준지

등록번호
성 별
환자성명
주민등록

병동 호 침상~
년 월 일

가정간호대상자 선정/분류 기준지

선정기준

수준 / 문제영역	LEVEL Ⅰ	LEVEL Ⅱ	LEVEL Ⅲ
활력증상	· 계속적 안정	· 현재 이상은 없으나 계속관찰을 요함 · 불안정하나 원인이 규명되고 투약으로 조절	· 변화가 심함
의식수준	· 명료하고 지남력 있음	· 의식장애가 일정상태로 계속 유지하고 있음	· 의식수준의 악화
영양	· 구강섭취 가능 · 영양장애 없음	· 비위관이나 위장루 영양상태로 합병증 없음 · 특별식, 치료식 또는 삼키는 훈련중 · 일시적, 단기간의 정맥수액 필요	· 지속적인 오심, 구토 · 영양 및 체액 불균형
배뇨 및 배변	· 자발적 또는 자기조절 가능	· 간헐 또는 정체도뇨관, 치골상방광, 장루 설치술 상태이나 합병증없음 · 배설훈련, 교육, 투약, 관장 필요	· 비뇨기계 감염이상 증상 및 감염 · 전해질 불균형
호흡기능	· 정상호흡 · 정상수준의 동맥혈 분석결과	· 기관지절개관삽입상태이나 합병증없음 · 간헐적인 인공 흡인 · 간헐적 산소공급으로 호흡곤란해소 · 비효율적 호흡양상, 객담 배출, 기침이 있으나 호흡곤란, 청색증 없음	· 동맥혈 가스분압, 산염기의 심한 불균형 · 객혈, 청색증, 호흡시 동통 호소 · 심한 호흡기계 감염, 이물 흡인, 폐쇄
일상생활수행	· 제한없고 독립적	· 부분 또는 완전의존적	· 악화
정서상태 및 적응	· 정서적 안정과 적응	· 계속 관찰 요함	· 악화
기타		· 상처관리 필요 · 봉합사 제거 필요 · 간헐적인 임상병리검사결과 감시필요 · 일정기간 항생제 투여 필요	

환자분류지침

분류 / 항목	분류 Ⅰ	분류 Ⅱ	분류 Ⅲ
문제수준	경한 수준 또는 회복이 된 상태	중등증수준의 전문인력의 간헐적인 도움이 필요로 되는 상태	중증수준으로 24시간 전문인력의 집중적인 도움과 관찰이 필요로 되는 상태
문제사정	문제영역에서 모두 level Ⅰ로 사정된 경우	문제 영역에서 level Ⅲ가 없으며 1개 이상 level Ⅱ가 사정된 경우	문제 영역에서 level Ⅲ가 1개 이상 사정된 경우
대 상	퇴원대상자	가정간호대상자	입원대상자

제안하는 환자분류 : ☐ 퇴원대상자 ☐ 가정간호대상자 ☐ 입원대상자

작성일자 : 년 월 일 가정전문간호사 서명 :______________

※ 자료출처: 의료기관 가정간호사업 업무편람(2010.5.18 보건복지부)

■ 별첨 서식지 2

환자동의지

등록번호: -	성별/연령: /	성명:
병동: 호실:	입원기간: 에서	까지(일) 회/년중
주치의:	과별:	진단명:

1. 본인은 의사와 가정전문간호사로부터 본인에게 제공될 가정간호 및 환자권리에 대하여 충분한 설명을 들어 이해하고 이에 필요한 처치와 간호 받기를 동의합니다.
2. 본인은 제공된 처치 및 간호에 대해 청구된 비용을 지불할 것을 인정하고 동의합니다.

년 월 일

환자성명 (인)

보호자 성명 (인)

주소:	
전화번호:	
비상연락처:	
약도:	
	주요정보

※ 자료출처: 의료기관 가정간호사업 업무편람(2010.5.18 보건복지부)

■ 별첨 서식지 3-1

등록번호 성 별 환자성명 주민등록
병동 호 침상 년 월 일

가정간호정보조사지

주소: ____________________

전화: ____________________

가정간호등록번호		작성일		작성자	
진 단 명				주치의	

일반정보
학력 : ________ 직업 : ________ 종교 : ________
경제상태 : ____________ 결혼상태 : ________
의료보장형태 ☐ 의료보험 ☐ 의료보호 ☐ 일반
주요간호제공자 : ____________
주거형태 ☐ 아파트 ☐ 연립 ☐ 단독주택 ☐ 기타
위생상태 ☐ 양호 ☐ 불량 ( )
안전상태 ☐ 양호 ☐ 불량 ( )

가계도

의뢰시 상태 : 방문일 HOD# POD# Diet V/S BT PR RR

현병력 (발병시기, 기간, 정도, 입원 전 치료과정, 입원 후 치료과정 등)

과거력 (과거질병력, 입원경험, 수술경험, 알레르기 등)

검사소견

퇴원투약

필요로 되는 가정간호서비스

■별첨 서식지 3-2

건강사정

신체계측 및 활력증상
신장______㎝ 체중______㎏
혈압______mmhg 맥박______회/분
호흡______회/분 체온______℃

신경계 □해당없음
의식상태______ 활동정도______
PS & LR : Rt.______ Lt.______
Glascow's Coma Scale______
근력정도 : RUE LUE
______
RLE LLE
□마 비 : 부위______
□감각이상 : 부위______
□어지러움 □경 련 □진 전
□두 통 : 부위______
양상______
□기 타

비구강·눈·귀 □해당없음
□통 증 : 부위______
양상______
□침흘림 □연하곤란 □청력손실
□분비물 □시력변화 □안검하수
□이물감 □복시 □황달
□안구운동소실
□기타______

심혈관계 □해당없음
□흉 통 : 부위______
양상______
□부 종 : 부위______
□심계항진 □청색증 □부정맥
□심잡음 □요흔형성
□weak pulse
□기타______

호흡기계 □해당없음
호흡양상 : ______
폐 음 : ______
□기관지절개관 #______
□산소사용 : ___ℓ/분 via___
□기 침 : 양상______
가래______
객혈______
□통 증 : 부위______
양상______
□호흡곤란 □청색증 □기좌호흡
□기타______

영양상태 □해당없음
식이형태 : ______
섭 취 량 : 구강______
경관______
수액______
□경 관 : #______
□체중변화 : ______
□기타______

위장관계 □해당없음
복 부 : __부드러움 __딱딱
__팽만 __압통
장 음 : ______
대 변 : ______회/일
색깔 및 양상______
□식욕부진 □연하곤란 □오심
□구토 □설사 □변비
□통 증: 부위______
양상______
□기타______

비뇨기계 □해당없음
소 변 : ______회/일
색깔 및 양상______
□유치도뇨관 #______
□빈뇨 □출혈 □화끈거림
□뇨정체 □통증 □노긴박감
□기타______

근골격계 □해당없음
□CAST착용 : 감각 __유 __무
운동 __유 __무
순환 __유 __무
□강직 □기형 □절단
□기타______

피부계 □해당없음
우 좌
1.개방골절
2..절단
3.총상
4.변형
5.자상
6.화상
7.발진

좌 우
A. 반상출혈
B. 찰과상
C. 좌상
D. 열상
E. 압통
F. 피부고정장치
G. 욕창

정서상태
□안정 □불안 □슬픔 □분노 □우울 □스트레스
□기타______

일상생활수행능력

식 사	□독립적	□독립적 & 보조기구	□도움필요	□의존적
개인위생	□독립적	□독립적 & 보조기구	□도움필요	□의존적
자리옮기기	□독립적	□독립적 & 보조기구	□도움필요	□의존적
걷 기	□독립적	□독립적 & 보조기구	□도움필요	□의존적
투 약	□독립적	□독립적 & 보조기구	□도움필요	□의존적

건강행위
□술(양/종류)______
□담배(양/흡연력)______
□수면습관______
□운동습관______
□알러지______
□질병관리방법______
______

※ 자료출처: 의료기관 가정간호사업 업무편람(2010.5.18 보건복지부)

■ 별첨 서식지 4

등록번호 성　　별 환자성명 주민등록

가정간호계획지

번호	개시일	간호진단	간호목표	간호중재	종료일	서명
1						

※ 자료출처: 의료기관 가정간호사업 업무편람(2010.5.18 보건복지부)

■ 별첨 서식지 5

등록번호	
성 별	
환자성명	
주민등록	

가정간호경과기록지

년월일	간호문제, 증상 및 증후, 간호처치 및 결과, 심리적 간호

※ 자료출처: 의료기관 가정간호사업 업무편람(2010.5.18 보건복지부)

■ 별첨 서식지 6

등록번호
성　　별
환자성명
주민등록

가정간호경과요약지

날짜/횟수 : ____________/____________

가정방문기간 : ~ **방문빈도 :**

활 력 징 후 : 혈압 ___/___ mmHg 맥박 ______회/min 호흡 ______회/min 체온_____℃

경 과 요 약 :

의 뢰 사 항 ;

가정전문간호사 서명: ________________

※ 자료출처: 의료기관 가정간호사업 업무편람(2010.5.18 보건복지부)

2) 맞춤형 방문건강관리사업의 조직과 인력

- 맞춤형 방문건강관리사업의 조직을 확인한다.
- 맞춤형 방문건강관리사업의 지원 및 자문위한 운영위원회 구성, 운영을 확인한다.
- 맞춤형 방문건강관리사업을 위한 전담인력 지역 담당제를 확인한다.

(1) 보건소 방문건강관리사업 조직도

(2) 주요 인력과 업무

보건소 중심 방문건강관리사업 체계

1. 맞춤형 방문건강관리사업 목적

1) 사업 목적

빈곤, 질병, 장애, 고령 등 건강위험요인이 큰 취약 계층의 건강격차 해소 및 건강형평성 재고를 위하여 가정방문을 통해 건강관리 서비스 제공

2) 사업 추진배경

① 취약 계층을 위한 건강형평성 재고
② 고령사회의 도래에 따른 대응
③ 만성 질환 증가에 따른 예방 및 관리활동 필요
④ 국민의료비 절감 유도

3) 사업 목표

① 취약계층 등록관리율 향상
② 취약가족 관리
③ 자가건강관리능력 향상
④ 노인의 기능수준 유지율 유지
⑤ 유아 건강관리율 향상
⑥ 만성 질환 합병증 예방
⑦ 건강 불평등 완화

2. 보건소 맞춤형 방문건강관리사업의 사업수행 체계도

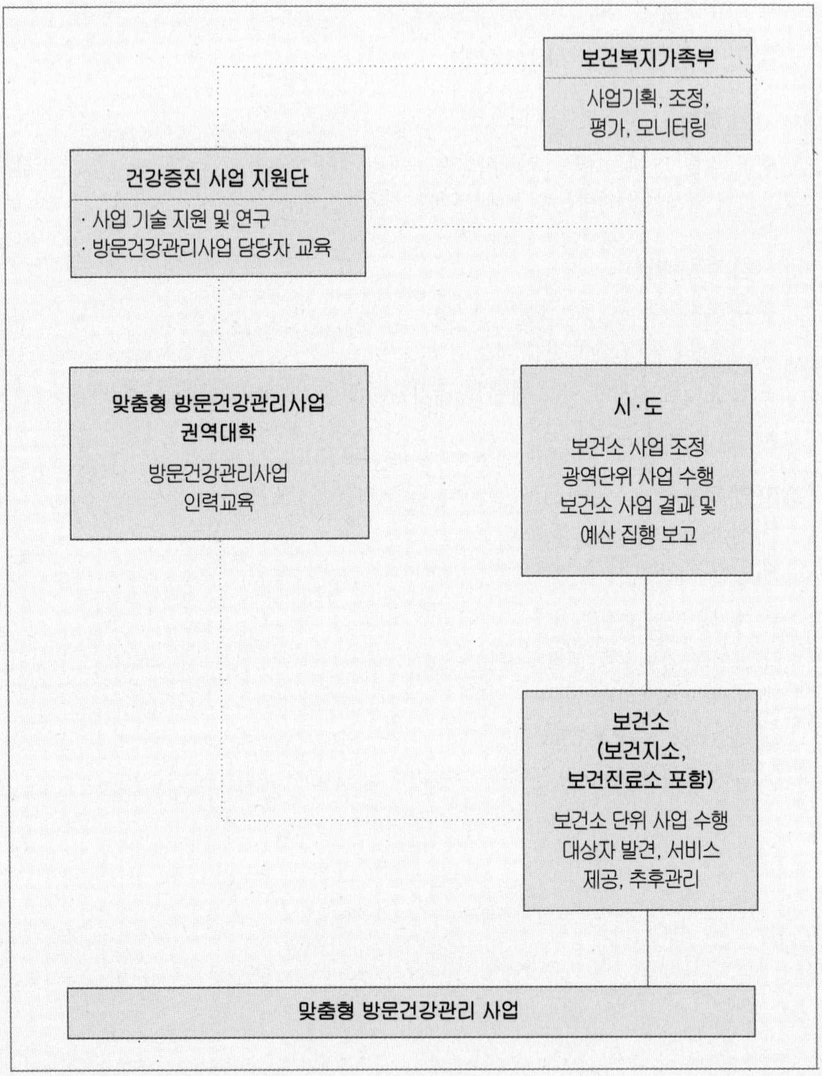

3. 맞춤형 방문건강관리사업 인력과 주요 업무

맞춤형 방문건강관리사업의 인력은 지역 담당제를 비롯하여 포괄적인 서비스를 제공하기 위해 방문간호사, 의사, 약사, 사회복지사, 물리치료사, 영양사, 치과위생사, 운동사, 자원봉사자와 함께 팀을 구성함

1) 보건소장

(1) 맞춤형 방문건강관리사업이 보건소의 사업목적과 일관성을 가지고 운영될 수 있도록 총괄 감독

(2) 주민자치센터 사회복지담당, 보건소 내 진료, 건강증진, 행정, 물리치료, 구강 보건 등 관련 팀 및 인력들이 방문건강관리사업에 협조할 수 있도록 조정

(3) 보건소 사업부서 내 업무협의: 월 1회 이상 방문팀과 진료팀, 보건소 사업 팀간의 업무회의를 통해서 대상자에게 포괄적인 서비스를 제공

① 사례관리 대상자 선정 및 진행경과 보고, 평가

② 보건소 내 프로그램 의뢰대상자 명단 및 추구관리 보고

③ 보건소 프로그램 운영에 대한 정보교환

2) 방문건강관리사업 팀장의 역할

(1) 해당 담당인력과 협의하여 각 지역 특성에 맞는 사업계획을 수립

(2) 사업계획에 따라 담당부서의 업무를 조정하고 배치

(3) 보건소 전체 사업간 연계 및 타부서와의 의사소통이 원만히 이루어지게 함

(4) 방문건강관리 전문인력과 일일 혹은 주간회의, 사업운영회의 및 사례집담회를 운영하고 기록하는 체계 구축

① 맞춤형 건강관리서비스와 보건소 진료서비스와의 연계

② 관리 대상가족 주간, 월간 방문계획관리

③ 대상가족이 필요로 하는 다양한 서비스간의 연계 및 조정

(5) 사업의 질 관리 및 평가 모니터링

① 사업 모니터링 및 평가

② 부서 회의 및 보고체계

③ 맞춤형 방문건강관리사업 인력 교육 및 훈련

(6) 방문건강관리에 필요한 물품을 지원하고 관리함

해당사업 관련 서식 및 보고서 관리

(7) 지역사회자원의 적극적인 발굴 및 활용

지역사회조직, 지역지도자, 시설 및 기구, 재정지원이 가능한 기관 및 개인 등

(8) 자원봉사자 조직·훈련

① 인력(전문인력, 가사 및 간병도우미 등) 명단 작성

② 봉사자 능력에 따라 체계적으로 업무가 할당되도록 계획

(9) 의뢰연계체계 조직·운영

① 지역사회 보건, 복지기관 명부 마련 및 의뢰망 조직

② 지역사회자원(통반장, 적십자주민대표, 마을건강원, 부녀회장 등)의 명단 작성 및 연결망 조직·운영

(10) 홍보 전략 수립

보건소 소식 발간 등 방문건강관리사업 홍보계획 수립

(11) 사업의 질 관리 및 평가계획에 따라 사업 평가

(12) 보건지소 및 보건진료소의 해당사업 지도·감독

(13) 방문건강관리팀에서 제공하는 각 사업의 조정, 효율적 운영

3) 맞춤형 방문건강관리 방문 인력의 역할

(1) 방문건강관리사업 방문선임 인력

대상자 집중 사례관리 일정 및 중재내용 파악

① 사례관리 일정 파악 및 대상자 명단을 파악하고 8(10)회 동안 중간 점검 및 현지 점검을 통해 회환

② 방문간호사의 Care Plan 작성에 대한 확인 및 평가의견 기록

③ 대상자별, 질환별 사례 관리 및 중재 관리

※ 신규의 경우, 경력자와 동행하거나 사업 담당자가 동행하여 멘토 역할 수행하도록 배려

※ 방문선임인력이 없는 경우에는 방문담당자가 선임인력의 역할 수행

※ 방문인력 5명이상이 있는 경우에는 선임인력 1인씩, 한 보건소당 1인 배치

※ 담당자(공무원)의 판단하에 관리가구 조정

(2) 방문 간호사

① 지역사회, 가족의 건강문제 확인자로 대상 집단을 선정하고, 대상집단에 대한 건강 문제를 파악하고 서비스계획(Care Plan)을 수립하여 등록 관리

② 확인된 문제에 대한 사례관리자로 직접간호서비스, 건강교육과 정보제공, 상담, 지지적 서비스, 연계 및 의뢰, 안전한 환경조성의 역할을 수행

③ 담당지역의 사업운영자로 대상가족 관리체계 개발, 사업운영 모니터링, 물품관리, 홍보 등을 수행

④ 관련 분야 의뢰, 통합, 조정자의 역할로 포괄적 서비스 제공을 위한 보건소 내 연계 및 지역사회자원을 연계

(3) 방문 물리치료사

① 맞춤형 방문건강관리사업팀의 물리치료사는 방문간호사 및 보건소 내 타부서, 지역사회 기관에서 방문물리치료가 필요하다고 의뢰한 대상자에게 요구에 맞는 중재 실시

② 질병 및 손상으로부터 신체적 고통을 당하는 대상자에게 기능회복, 통증 감소, 균형 및 협응 촉진, 영구적 신체장애 제한 및 예방, 체력 및 건강 촉진·유지·회복, 손상예방, 가동성 개선, 사회복귀를 위한 재활 서비스 제공

(4) 방문 영양사

맞춤형 방문건강관리사업팀의 영양사는 담당인력이 협조를 요청한 대상자에게 전문적·영양학적 중재가 필요하다고 판단될 경우 요구에 맞는 중재 실시

(5) 방문 치과위생사

① 구강건강문제를 가진 가족 및 가구원을 발견하고 구강건강요구를 평가하여 적절한 구강보건서비스를 직접 제공하거나 의뢰·연계함으로써 구강건강증진 서비스를 제공

② 구강보건서비스는 임산부, 영유아, 어린이, 장애인, 노인, 만성 질환자를 대상으로 구강보건교육, 구강위생관리법교육, 잇솔질, 치실 혹은 치간 칫솔 사용법, 불소도포, 구강점막 및 구강근육마사지, 구취 및 구내염 관리, 구강건조 관리를 실시 함

3. 보건소 방문건강관리사업 운영

1) 맞춤형 방문건강관리사업 기획

- 맞춤형 방문건강관리사업 계획을 수립한다.
- 맞춤형 방문건강관리서비스 개발을 위한 프로그램을 수립한다.
- 사업 평가 계획을 확인한다.
- 사업 보고서 작성을 확인한다.

(1) 사업 기획

(2) 사업 수행 전략

(3) 사업 평가 계획

보건소 맞춤형 방문건강관리사업 운영

1. 기관별 역할

기 관	추 진 내 용
보건복지가족부	– 맞춤형 방문건강관리사업 계획 및 지침 개발·보급 – 맞춤형 방문건강관리사업 관련 인력 교육·훈련 계획의 수립·조정 및 평가 – 맞춤형 방문건강관리사업 정보시스템 구축·운영
시·도	– 보건소 맞춤형 방문건강관리사업 지원을 위한 광역자치단체 사업 계획수립·시행 및 평가 – 맞춤형 방문건강관리사업 관련 자체 인력 교육·훈련계획의 수립·시행·조정 및 평가(신규 전문 인력 포함) – 시·군·구 보건소 맞춤형 방문건강관리사업 지도·감독 – 시·군·구 방문인력에 대한 배정 및 조정 * 농어촌 지역은 지소 및 진료소의 인력을 최대한 활용하는 점을 고려하여 도시지역 중심으로 신규 인력이 배치될 수 있도록 유도 (맞춤형 방문건강관리 인력 채용 기준에 준함) – 시·군·구 사업관리 및 결과 보고(예산 집행 결과 보고 포함)
시·군·구 보건소 (보건지소, 보건진료소 포함)	– 맞춤형 방문건강관리사업 자체 실시 계획 수립, 시행 및 평가 – 사업 홍보, 사업 대상자 발견 – 사업 대상자에 대한 직접 서비스 제공 및 추후 관리 – 사업 관리 및 결과 보고
건강증진사업지원단 (맞춤형 방문건강관리사업 담당)	– 맞춤형 방문건강관리사업 기술, 행정 지원 – 맞춤형 방문건강관리사업 결과 심층 통계 분석 및 관리 – 맞춤형 방문건강관리사업 관련 연구 수행 – 사업담당자 교재 개발 및 교육 과정 모니터링 – 방문인력 교육 과정 기획 및 중앙집체 교육 운영
맞춤형 방문건강관리사업 FMTP 권역별 대학	– 방문인력 교육 및 현장 지도 – 보건소장 워크숍 개최 – 맞춤형 방문건강관리사업 시·도 및 시·군·구 보건소 기술지원

2. 맞춤형 방문건강관리 사업계획서(작성요소의 예)

1) 지역사회 일반현황

① 성별 · 연령별 인구 구조
② 노인인구현황: 노인인구비율(%)로 기재
③ 노인부양지수
③ 저소득층 현황
④ 장애인 현황
⑤ 보육시설과 교육기관
⑥ 노인관련시설
⑦ 사업장
⑧ 관내의료기관 및 인력현황
⑨ 관내 사회복지시설 현황(신고시설)
⑩ 관내 사회복지시설 현황(미신고시설)
⑪ 관내 사회복지 이용시설 현황
⑫ 보건의료관련 민간조직과의 보건소 업무 협력 현황

2) 맞춤형 방문건강관리사업 대상에 대한 지역사회 현황

① 의료취약계층 현황
② 맞춤형 방문건강관리사업 분석
③ 맞춤형 방문건강관리사업 가구원 분석
④ 맞춤형 방문건강관리사업 대상자 건강 수준

3) 지역보건기관 현황

① 조직 현황표
- 맞춤형 방문건강관리사업 전담 조직 여부

② 보건기관 설치 현황
- 보건소, 보건지소 및 보건진료소 설치 현황

③ 인력 현황
④ 보건기관 예산 현황

4) 전년도 평가결과에 근거한 개선 방향

5) 사업목적 및 목표
① 맞춤형 방문건강관리사업의 목적
② 맞춤형 방문건강관리사업 목적 달성을 위한 구체적 목표
③ 맞춤형 방문건강관리사업 세부 성과 지표

6) 자원투입 계획
① 예산
② 인력 고용 현황
③ 전담인력 등록관리 현황

7) 활동 전략

8) 추진 일정

9) 자체 평가 방안: 전년도 및 해당연도 평가지표 활용 방안

2) 인력 관리

- 인력 관리체계를 확인한다.
- 방문건강관리팀원에 대한 오리엔테이션 프로그램 내용을 확인한다.
- 방문건강관리팀 내 업무 분담을 확인한다.
- 팀원의 자질 향상을 위한 지원 계획을 확인한다.

(1) 방문건강관리팀 내 인력 구성

(2) 교육 및 훈련(방문간호사, 물리치료사, 치위생사, 영양사, 사회복지사 등)

① 직무 교육(종류, 내용, 시기)

② 교육자료 및 평가도구 개발

인력 관리

1. 인력 배치

지역담당간호사를 중심으로 보건의료 전문인력을 활용하되, 일부 자원에 대해서는 팀 접근 방식으로 대상자의 요구를 파악하고 적합한 서비스 또는 지역사회 자원과 연계를 강화

- 의사, 간호사, 물리치료사, 작업치료사, 영양사, 치과위생사, 운동사, 사회복지사로 구성된 팀 접근뿐만 아니라 자원봉사자 활용 적극 고려
- 전국적으로 배치되는 전담인력(간호사, 물리치료사 등)이외에는 각 시도 및 보건소의 수요조사를 통해 지역실정을 반영
- 재가 암환자 지원 사업은 보건소 재가 암환자 지원 팀을 구성하여 운영하되 의사 및 간호사 인력은 필수 인력으로 구성

2. 담당인력 교육 및 훈련

- 방문건강관리사업이 효과적으로 수행될 수 있도록 방문건강관리사업 관계자의 직무 능력 향상을 목적으로 함
- 교육 및 훈련은 중앙 교육, 권역별 교육 등으로 수행 가능함
- 교육 및 훈련, 해외 연수 등에 대한 예산은 국비 또는 지방비로 지원함

3. 세부 교육훈련 내용

1) 사업 담당자 교육

(1) 목적

방문건강관리사업 담당자가 전문가로서 능력을 재고하여 사업의 질 향상과 효율적인 사업수행을 도모할 수 있도록 전문 교육과정을 운영함

(2) 교육 대상

방문건강관리사업 담당자 및 담당 팀장

2) 맞춤형 방문건강관리사업 직무교육

(1) 목적

전담인력의 원활한 사업수행을 위하여 방문건강관리사업의 내용 및 수행방법에 대한 이해와 능력을 습득할 수 있는 기회를 제공함

(2) 교육 대상

방문건강관리사업 전담인력

3) 방문건강관리사업 자원봉사자 교육: 시·군·구에서 교육

(1) 목적

보건소 방문인력만으로는 대상자들에게 충분한 서비스를 제공하기 어려우므로, 지역사회 자원봉사인력을 개발하여 맞춤식 방문건강관리사업의 보조 인력으로 활용하기 위함

(2) 교육 대상

자원봉사자

3) 예산 관리

- 맞춤형 방문건강관리사업의 예산 수립, 집행 및 결산 내용을 확인한다.

(1) 맞춤형 방문건강관리사업 예산 수립

(2) 맞춤형 방문건강관리사업 예산 집행

(3) 맞춤형 방문건강관리사업 결산 평가

4) 문서 및 정보 관리

- 맞춤형 방문건강관리사업 서식 종류 및 작성 시 유의 사항을 확인한다.
- 맞춤형 방문건강관리사업 전산 프로그램 체계를 확인한다.

(1) 서식 종류, 작성 방법

(2) 전산 프로그램 활용(자료 입력 및 활용)

문서 및 정보 관리

대상자 관리를 위한 사업 단계별 사용하는 서식은 아래 표와 같음

단계	구분	내용
I. 취약계층 명단 및 기초자료 확보	인력	방문보건관리 팀장
	협조처	시·군·구 공공 기관
⇓		
II. 지역사회 스크리닝	인력	방문보건관리 간호사
	사용양식	가구조사표, 가구원질병조사지, 방문요구 조사표, 건강면접조사표
⇓		
III. 등록여부 판정	인력	방문보건관리 간호사
	사용양식	동의서, 방문요구 조사표
⇓		
IV. 서비스 제공	인력	방문건강관리 인력
	사용양식	서비스 제공 기록지, 복지 서비스 연계 기록지 의뢰서
⇓		
V. 평 가	인력	방문건강관리 인력
	사용양식	만족도 건강면접조사표

1. 기록

- 모든 기록은 제한된 기간 내에 일정 서식에 따라 서비스를 제공한 방문건강관리사업 인력에 의해 기록 및 정보시스템에 입력되어야 함
- 가구 조사표 및 건강 면접 조사표는 대상 가구를 첫 회 방문 때 작성하고 부족한 부분은 재방문을 통해 1개월 내에 완성해야 함
- 가구조사표 및 건강면접조사표는 첫 회 방문 때 완전하게 기록
- 서비스 제공기록지, 복지서비스 연계기록지는 방문건강관리 서비스를 제공한 다음 날까지 완전하게 기록
- 방문건강관리팀장은 기록 및 입력을 확인하고, 작성자에게 기록지 작성 1주 이내에 보완해야하는 사항에 대해 조언하고 만일 3주 후에도 기록지에 보완할 사항이 있으면 작성자와 함께 수정, 보완
- 모든 기록은 연필 이외의 검정색 혹은 파란색 필기도구를 사용하고, 만일 기록상 오류가 있을 때에는 붉은색 필기도구로 두 줄을 긋고 '오류' 라고 표기
- 방문건강관리 서비스 제공 내용을 개발된 전산프로그램에 입력하여 대상자 추구 관리를 효율적으로 수행하고, 지역사회 주민의 건강 수준을 평가할 수 있도록 관리 운영

2. 방문건강관리사업 운영을 위한 서식

1) 방문건강관리사업 운영을 원활히 하기 위해 방문건강관리 사업부서에 반드시 비치되어야 하는 기록으로 기관 내 다른 보건사업과 병행하여 사용할 수 있고, File로 보관할 수도 있음

2) 보건소 내 팀간 의뢰 양식

3) 지역사회 자원 대장

(1) 시설 목록

지역사회 내 병·의원, 사회복지 관련 시설, 동사무소, 의회, 언론매체 등 방문건강관리사업 운영에 필요한 다양한 자원 목록, 주 연락자, 연락처, 활용내용 등을 상세히 기록

(2) 인력 목록

자원봉사자, 전문가 단체(의사협회, 한의사협회, 간호사협회, 언론인협회) 등 방문건강관리사업 운영에 필요한 다양한 인력 목록, 연락처, 활용내용 등을 상세히 기록

(3) 대여물품 관리 대장

구입 및 지역사회 증여 등을 통하여 수집된 물품을 배치하고, 대여하며 이 모든 상황을 기록

(4) 방문건강관리팀 회의록

방문건강관리팀 내는 물론 가정방문을 통하여 사업이 운영되는 지역사회 재활사업, 정신보건사업, 방문건강관리팀 간에도 주기적인 회의를 실시하며, 회의 결과를 기록으로 남김

(5) 방문건강관리사업 실적 관리 대장

중앙에서 년 1회의 사업평가만을 실시하여 연말에 일괄적 실적 산출이 어렵기 때문에 정확한 자료의 누적을 위해서 각 월별 실적을 산출하여 누계

3. 서식 관리

(1) 대상자 관리를 위한 서식에 대한 모든 정보는 비밀을 유지하기 위하여 해당지역 보건소에서 보관, 관리함

(2) 만일 대상자가 다른 지역으로 옮겨질 경우, 필요하면 서식이나 결과의 사본을 이주 지역 보건소에 보냄

(3) 서식은 보건소의 보관 장소에 5년간 보관하며 보건소장이 관리의 책임을 짐

4. 서식 열람

(1) 서식의 안전과 비밀유지를 보장하기 위하여 서식의 대출을 원칙적으로 금함

(2) 방문건강관리사업과 관련된 모든 문서는 방문건강관리사업 인력에 의해서만 열람이 가능

(3) 연구 또는 특수한 목적으로 문서의 열람이 필요한 경우는 방문건강관리사업 책임자의 허가를 받아 열람하여야 함

5) 마케팅

- 맞춤형 방문건강관리사업 마케팅 전략을 확인한다.
- 맞춤형 방문건강관리사업 마케팅 전략을 평가한다.

(1) 보건소 내 마케팅 전략

① 포스터/팜플렛

② 홍보물품 제작 및 활용

(2) 보건소 외 지역사회, 기관 연계 마케팅 전략

보건소 외 및 지역사회 연계기관 홍보

- 방문건강관리사업의 홍보를 통해 보건소에서 제공하는 프로그램 및 지역사회에서 활용 가능한 자원을 소개하며 지역주민들이 저비용 고효율의 방문건강관리서비스를 받을 수 있고 삶의 질을 높일 수 있는 유용한 정보를 제공함
- 월간 보건소 소식지 등을 개발하여 지역주민들에게 배포하고 보건소 프로그램 소개와 보건교육에 대한 정보제공을 포함하며 방문건강관리사업 실적 또는 우수사례를 소개하여 지역주민에게 방문건강관리사업이 지역주민 건강에 미치는 긍정적 효과를 알림
- 지역신문, 유선방송, 기타 방송매체를 통해 소외계층의 건강한 삶을 위한 방문 건강 관리 인력들의 활동을 소개하며 지역사회가 포괄적 방문건강관리사업의 필요성과 효율성을 인식하게 함
- 교육기관, 복지관 및 기타 사회 안전망 시설들의 게시판에 보건소 소식을 게재할 수 있도록 함. 방문건강관리 서비스가 필요한 대상자를 발견하고 의뢰받을 수 있는 통로를 개발
- 반상회, 아파트 부녀회, 학부모회, 통·반장 등 지역주민들이 정기적으로 모일 수 있는 집담회를 이용해서 방문건강관리사업을 소개하여 본 사업에 대한 주민들의 인식을 높임
- 인터넷 등 전자 통신 매체를 통해 새로운 정보를 찾는 청·장년층을 대상으로 보건소 및 방문건강관리사업을 홍보함
- 맞춤형 방문건강관리사업 BI를 활용한 방문건강관리 인력의 복장 및 명찰을 착용 함
- 방문건강관리사업 BI (Brand Identity)

장비 및 물품 관리

사업을 효율적으로 운영하기 위해서 갖추어야 하는 기본 물품과 장비는 아래표와 같음

1. 방문건강관리사업 장비 및 물품

분류	물품명	비고
비 품	혈압계(성인용 · 소아용 cuff) 체온계, 줄자, 펜라이트, 햄머, 청진기 간이용 시력 검사표 방문간호용 가방 관절각도기, 붕대, 가위 1인당 1set 혈당측정기, 간이 빈혈측정기 간이 콜레스테롤 측정기 검안 · 검이경 악력계, 스톱워치	방문건강관리 인력
소모품	임신진단 시약, 소변 검사지 소독액, 소독솜, 소독거즈, 드레싱 세트, 관장세트 붕대, 탄력붕대, 면봉, 설압자, 반창고, 밴드 파스, 바셀린, 항생제 연고, 관장관련약품 기타 소모품 및 필요 약품	
기본장비	심전도기 방문차량 방문건강관리사업 대상자 관리 전용 PC 응급호출용 휴대폰 노트북 컴퓨터 등	

2. 물품 및 장비 관리의 기본 지침

- 방문건강관리 인력은 가정방문에 필요한 장비와 물품을 공급받음
- 제공된 물품 및 장비는 방문건강관리사업에만 사용
- 방문건강관리 전문인력은 가정 방문시 지정된 방문가방과 필요한 물품 사용
- 대상자에게 제공되는 모든 물품은 사용 후 기록지에 기록
- 대상자관리에 사용되는 장비는 사용 전·후 일정서식에 기록
- 물품과 장비는 정기적으로 점검하여 청구, 수리, 교환

3. 마약성 진통제의 관리

1) 관리자

(1) 의사 또는 시·도지사로 부터 마약류 관리자로 지정을 받은 약사가 마약성 진통제 관리에 대한 책임을 짐

(2) 약사, 관리의사, 의사인 보건소장 또는 공중보건의사 순으로 지정

(3) 관리자의 수행업무는 다음과 같음
① 마약성 진통제의 구매 및 입·출고 관리
② 각종 관리대장 작성 및 보관 장소에 대한 수시점검
③ 종사자에 대한 교육 및 지도 감독
④ 마약성 진통제의 폐기 기타 관리 전반에 관한 사항을 수행함

2) 구입/운반

원칙적으로 의사, 마약류 관리자가 직접 구입 및 운반 하되, 이들의 지정을 받은 관리팀 담당자도 가능함

3) 구입 절차

① 보건소 마약취급 담당자 마약류 구입 요구
② 보건소를 마약취급 기관으로 등록, 확인증 발급
③ 관내 마약취급 도매약품 회사에서 직접 구입

4) 처방

① 의사의 처방에 의해서만 마약성 진통제 지급이 가능

② 관리의사, 공중보건의사, 의사인 보건소장 순으로 처방 실시

③ 지속적인 통증관리 교육과 함께 각 시·군·구는 보건소 의사에 의한 암환자에 대한 통증관리가 적극적으로 이루어질 수 있도록 적극적인 행정적·법률적인 지원을 함

5) 보관 방법

① 마약성 진통제는 다른 일반 의약품과 구분하여 보관하며, 의사 또는 마약류 관리자가 근무하는 업소 또는 사무소 안 이중의 잠금장치가 된 철제 금고에 보관 함

② 저장시설은 일반인이 쉽게 발견할 수 없는 장소에 설치하고 이동할 수 없도록 견고하게 설치하여야 함

6) 회수

① 의사, 마약류 관리자, 관리팀 담당자 등은 환자가 사망하거나 마약복용이 중단된 사실을 인지한 경우 즉시 잔존 마약에 대해 회수조치 함

② 회수된 마약은 전량 폐기하며, 변질, 부패, 파손 등의 경우도 마약류관리에 관한 법률 제12조에 따라 반드시 폐기하도록 함

7) 폐기 절차

사유발생 20일 이내에 "사고마약류 발생보고 서식"에 의한 보고서에 그 사실을 증명하는 서류를 첨부하여 해당 허가 관청에 제출함

→ 사실 증명 서류는 시·도지사 또는 수사기관에서 발급하는 서류에 한함

7) 사업 평가

- 맞춤형 방문건강관리사업 구조적 요인을 평가한다.
- 맞춤형 방문건강관리사업 과정적 요인을 평가한다.
- 맞춤형 방문건강관리사업 결과적 요인을 평가한다.

(1) 구조적 요인

① 인력(투입, 연속고용, 호봉제, 팀구성, 교육)

② 조직(담당계 구성, 지역담당제 실시)

③ 예산(예산 투입, 예산 집행)

2) 과정

평가기준		조사내용	평가의의
과정	실무운영회 및 사례관리 집담회 운영	• 실무운영회 및 사례관리 집담회 개최 – 실무운영회 개최 : 보건소장 주체, 분기별 1회 이상, 타부서, 타기관 연계회의 등활성화 유도 (위원 : 각 사업 계장 및 팀장) – 사례관리 집담회 개최 : · 참석자의 다양성 · 지도인력의 구성 및 참여정도 · 월1회 이상 개최실적 * 확인자료 · 실무운영회 회의록 및 결과보고서 (참석자 명단 등) · 사례관리 집담회 개최 결과보고서 및 사례연계 실적	보건소 내·외 자원연계 등 정보공유 등을 통해 수혜자들에게 포괄적 서비스 제공하고 사업
	1인당 적정 방문수	• 방문인력의 적정 방문수 $\frac{\text{연간방문횟수}}{\text{방문인력(FTE)} \times \text{12개월}}$ * 지역담당간호사 1인당 집중 관리 실인원수가 60가구 이상인 경우 * 확인자료 : 방문인력별, 일별, 서비스 제공기록지	<신설> 방문사업의 질적 서비스 제공 유도
	연계건수	• 보건소 내·외 연계건수 $\frac{\text{연계완료건수}}{\text{등록가구원수}}$ * 연계건수 : 의뢰서식으로 의뢰된 건수중 완결처리된 건수 * 확인자료 : 연계의뢰 대장	<신설> 보건소 내·외 자원연계 활성화
	임산부/ 영유아 관리	• 임산부 및 영유아 관리 · 임산부 등록 관리율 · 영유아 등록 관리율(6세미만) · 다문화 가정 등록 관리율 (산모신생아 도우미 임산부, 다문화가족 임산부, 미숙아 희귀의료비 지원 대상자 등) * 확인자료: 보고서식, 산모신생아 도우미 신청 등록 대장, 다문화 가정 등록 대장, 미숙아 희귀난치 의료비 지원 등록대장	<개정> 의료취약계층인 임산부 영유아의 적극적인 발굴로 건강형평성 제고

II
상급가정간호 지침과 실제
가정간호사업소 운영
134

3) 결과

	평가기준	조사내용	평가의의
결과	고혈압 조절율	• 고혈압 조절율 $\frac{\text{혈압 조절자수}}{\text{고혈압 등록자중 측정자}}$ * 혈압조절 : 최근 6개월이내 혈압측정 이완기압 90mmg/Hg 이하인 경우	만성 질환자의 자가관리 향상을 위한 결과지표
		* 확인자료 : 보고서식 * 혈압등록자 중 측정율은 80% 이상 이어야함	
	당뇨 조절율	• 혈당 조절율 $\frac{\text{당뇨(당화혈색소) 조절자수}}{\text{당뇨등록자 중 혈당(당화혈색소)측정자수}}$ * 혈당조절 : 1년이내 당화혈색소 측정자 중 7.0% 미만이거나 혹은 최근 6개월이내 혈당측정자중 공복혈당 140mg/dl, 식후혈당 200mg/dl 이하인 경우 * 확인자료 : 보고서식 * 당뇨병등록자 중 혈당 측정율은 80% 이상, 당화혈색소 측정율 70% 이상 이어야함	만성 질환자의 자가관리 향상을 위한 결과지표 <개선> 혈당검사와 당화혈색소 2개지표 사용
	만족도	• 대상자 만족도 – 대상자 만족도(중앙에서 16개 시도별 무작위 추출을 통화 전화 만족도 조사 실시 결과) – 자체 만족도 조사 실시 및 결과의 활용	사업수행에 따른 평가실시 및 환류
		* 확인자료: '09년 만족도 자체 조사결과	
	주관적 건강감	• 전년대비 주관적 건강감의 변화 $\frac{\text{주관적건강상태 '매주좋음' 혹은 '좋음' 에 해당하는자}}{\text{19세이상성인}}$	<11년 지표에 반영> 취약계층의 건강수준 변화의 결과지표
		* 확인자료 : '09년 보고서식 및 '10년 보고서식	
	자가건강관리 능력 향상율	• '09년 대비 건강생활습관 실천 증가율 – 금연, 운동, 절주, 아침식사 증가율	방문대상 건강수준 변화의 결과지표
		* 확인자료 : '09년 보고서식 및 '11년 보고서식	<11년 지표에 반영> 건강면접조사주기가 2년에 1회로 바뀜에 따라 11년도에 평가예정
	노인 기능 수준 향상율	• 전년대비 노인의 기능수준의 향상율 $\frac{\text{노인 판정점수 합}}{\text{65세 이상 노인수}}$	<11년 지표에 반영> 방문대상 노인취약계층의 건강수준 변화의 결과지표
		* 확인자료 : '10년 보고식 및 '11년 보고서식	

4. 보건소 방문건강관리사업 서비스 관리

1) 대상자 등록 및 종결

(1) 사업대상자 선정 방법

(2) 등록 대상자 순위별, 군별 구성 현황

(3) 사업 대상자 종결 기준

맞춤형 방문 건강관리 사업진행 과정

대상자 발견	• 기초생활수급권자, 차상위계층 명단 확보 – 구청 사회복지과, 동사무소, 주민자치센터, 통장, 부녀회, 지역별 대표, 자원봉사자, 보건소 내 · 외기관으로부터 의뢰된 대상자 등 • 전화 확인으로 방문 일정 약속
초기 방문 및 등록	• 신규등록자인 경우; 건강문제 및 건강위험요인 있는 경우 – 1차(방문)대상자 확인, 동의서 작성 및 등록, 가구조사표, 가구원 질병조사지 작성, 일차 방문서비스 제공 – 2차(방문)19세 이상 건강면접조사표, 일차 방문서비스 제공 (해당자는 65세 이상 건강면접조사표) – 3차(방문)필요 시 요구도 조사표 작성, 재가 암환자, 재활 서비스, 구강관리기초조사지 등 작성, 대상자와 함께 건강문제에 따른 관리계획 마련 • 신규등록자로 건강문제 및 건강위험 요인이 없는 경우는 1~2회 방문 후 종결 ※ 임신부건강면접 조사표,영유아 건강행태 조사표는 신규등록 시 한번만 작성 ※ 재가 암환자, 재활 서비스, 구강관리기초 조사지는 1년마다 재평가
대상자 서비스 제공계획 및 중재	• 집중관리군 – 3차 초기방문 후 8회 혹은 10회의 집중관리 중재(중재집 참조) • 정기관리군 – 4차 방문 후 3개월에 1회 방문 주기로 서비스 제공 계획 수립 • 자기역량지원군 – 4차 방문 후 6개월~1년에 1회 방문 주기로 서비스 제공 계획 수립 ※ 제공 계획 수립 시 전화방문 1회 이상/1개월 포함하여 작성
대상자 평가	• 집중관리군은 3차 초기방문 후 8회 혹은 10회 집중관리 후 증상 조절 여부에 따라 정기관리군, 혹은 자기역량지원군으로 분류 – 정기관리군에서 3개월째 간이건강평가로 재평가하여 조절안되면 집중관리군으로 – 자기역량지원군에서 6개월~1년 후 간이건강평가로 재평가하여 조절되면 자가관리군으로 유지, 조절 안되면 집중관리군으로, 경계역에 있으면 정기관리군 군으로 분류 ※ 평가결과 건강문제 및 건강위험 요인이 없는 경우, 서비스 제공 기간 총 2년을 초과하는 경우 방문 서비스 종결 ※ 가구조사표, 가구원질병조사지, 19세, 65세 건강면접조사표는 2년마다 재평가

대상자 등록기준

1. 대상 집단의 파악과 등록

1) 대상자 발견 전략

① 구청 사회복지과, 동사무소에서 기초생활수급권자, 차상위 계층 명단 확보
② 주민자치센터와 통장, 부녀회, 지역별 대표 및 자원봉사자를 이용한 대상자 발굴
③ 보건소 또는 보건지소 타부서 및 지역사회 기관으로부터 의뢰된 대상자
④ 지역사회 진단을 통한 대상자 발견 및 기존자료 이용

2) 대상자 등록 과정

사업 대상 확보	• 방문건강관리 담당자는 담당할 가구의 기초정보인 세대주의 이름, 주소, 전화번호 등 인적사항 확보
안내문 발송	• 지역담당 간호사는 ① 가구별로 맞춤형 방문건강관리사업 <안내문 1>을 발송함 ② 기초 스크리닝 검사를 동시에 실시하고자 한다면 <안내문 2>도 동봉
방문건강관리 사업 대상자의 동의	• 일주일 후 전화로 안내문 수령여부를 확인 함 • "방문간호사는 방문하여 대상자와 가족에 대한 체계적인 조사를 실시하는 것에 동의하는가?"를 질문하고, 동의한다면 지역담당 간호사의 이름을 알려주고 방문 일정을 약속함
1차 실시	• 1차 방문시 조사할 내용 ① 가구조사표: 가구원 대표 1인을 대상으로 조사 ② 가구원 질병조사지: 가구원 대표 1인을 대상으로 가구원의 질병을 조사 ③ 건강면접조사표 및 방문요구조사표: 생애주기별 조사표에 따른 조사. 면접 가능한 가구원에 대해 조사 실시

3) 기존 방문건강관리사업 대상가구 재평가 및 등록

방문건강관리사업을 통해 관리해오던 기존 대상자를 그대로 등록관리 하되, 1년 이상 방문 또는 연락되지 않은 가구에 대해서는 재평가하여 사업대상 포함여부를 판단함

4) 사업대상 우선순위

① 전국민이 사업대상이 되는 것을 목표로 하여 취약계층부터 단계적으로 확대하되, 지역사회의 요구, 담당 인력 및 업무량 등을 고려하여 지역여건에 맞게 사업대상자 범위를 설정

② 재가 암환자의 경우 기존등록 사업대상자에 대해서는 지속적으로 서비스 제공을 원칙으로 함

③ 차상위 계층: 실제소득이 최저 생계비 120% 이하인 자

2) 서비스 제공 및 평가: 사례 관리 과정 적용

- 대상자별 사례 관리 과정을 적용한다.

(1) 허약 노인

(2) 만성 질환자

(3) 재가 암환자

(4) 재가 재활환자

(5) 영유아, 임산부 관리

3) 표적 사례 관리 운영(고혈압/당뇨/허약 노인 등)

(1) 사례 관리 방법

(2) 사례 관리 결과 분석

(3) 사례 집담회 운영

맞춤형 방문건강관리사업 서비스 제공

1. 허약 노인 관리

1) 목적

허약 노인을 대상으로 한 방문건강관리 서비스는 건강수준이 열악한 취약계층 허약 노인의 신체적·인지적·정서적·사회적 기능의 회복 및 증진을 통해서 건강한 노후 생활을 영위하게 하고, 장기요양상태에 빠지는 것을 조기에 방지하거나 지연시키고자 함

(1) 주요 만성 질환을 예방·관리하여 생활기능을 유지 향상시키고자 함

(2) 낙상 등 일상생활상의 사고를 예방하기 위한 체력 향상

(3) 자가건강관리 능력 향상(운동, 영양, 실금, 약물투약, 우울, 구강, 당뇨발 관리)

2) 사업 대상

65~85세 미만 노인의 허약 노인 판정도구결과 4~13점으로 중등도 허약에 해당하는 노인

3) 서비스 제공

(1) 건강문제 상담 및 교육

(2) 투약 교육 및 지지(바른 자가 투약 실천)

(3) 허약 노인 중재프로그램: 약물관리, 낙상예방, 우울 및 인지강화, 요실금 예방 및 관리, 영양관리, 자원연계 관리로 구성

4) 장기요양보험 등급 외 대상자 연계 서비스

(1) '08년 7월 장기요양보험 실시됨에 따라 탈락자(등급외 A형, B형, C형) 발생

(2) 제도의 조기정착 및 장기요양 예방을 위한 탈락자에 대한 예방관리 필요
⇒ 맞춤형 방문건강관리 사업대상자로 포함하여 관리

※등급 외 A, B, C형 대상자 등 건강상태 악화로 요양이 필요한 경우 장기요양보험에 신청 하도록 하여 등급 판정을 받은 경우 노인장기요양보험제도로 이관함을 원칙으로 함

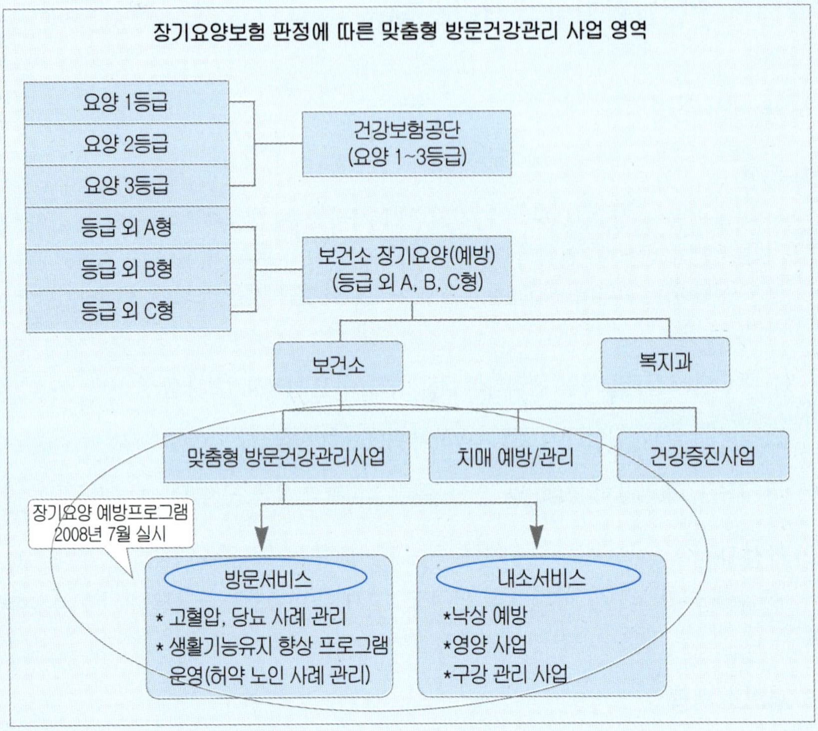

2. 만성 질환자 관리

1) 목적

만성 질환과 관련한 체계적인 정보 제공과 국가 차원의 접근을 통해 고혈압·당뇨 등 주요 만성 질환의 유병율을 감소시키고 만성 질환으로 인한 사망과 장애를 최소화 함

2) 서비스 대상

① 보건소 내 진료실, 만성 질환관리팀으로부터 방문건강관리사업을 통해 자가 관리 능력 강화 및 만성 질환 적정 관리가 필요로 되어 의뢰·연계된 만성 질환자

② 민간 병·의원으로부터 등록된 환자 중 방문서비스가 요구되어 의뢰·연계된 만성 질환자

③ 방문요구도에 따라 집중관리군, 정기관리군 등으로 분류하여 서비스를 제공함

④ 방문건강관리 서비스 제공 후 자가관리 능력 강화 및 만성 질환 조절 시, 대상자와 합의하여 만성 질환관리팀으로 재의뢰하여 교육 및 상담 등 주기적인 관리를 받도록 함

3) 서비스 제공

① 만성 질환자에 대한 건강생활실천

② 각 만성 질환의 위험요인 관리

③ 합병증 예방 치료 및 교육 지도

④ 자가관리능력 강화 및 적절 관리를 위해 필요 시 표적 사례 관리 실시

⑤ 그밖에 만성 질환자에게 필요한 보건의료 서비스

3. 재가 암환자 관리

1) 목적

재가 암환자를 대상으로 지역사회에서 제공 가능한 보건의료서비스를 통합적, 지속적으로 제공하여 지역사회의 암 환자의 삶의 질을 증대시키고, 가족 구성원의 환자간호에 따른 부담을 감소시키는 것을 목적으로 함

2) 사업대상

① 취약계층 암환자부터 우선 대상으로 함

② 지역사회 요구, 담당인력, 업무량 등을 고려, 지역여건에 맞게 사업대상자 범위를 확대 설정하여 모든 재가 암환자 지원을 목표로 함

3) 재가암 등록 및 관리

① 맞춤형 방문건강관리사업 군분류에 의해 암진단을 받은 집중 관리군, 정기 관리군, 자기역량지원군을 대상으로 하며 지역담당제 간호사가 지역내 재가암 환자의 방문건강관리를 실시함

② 재가암 환자 지원 대상자 등록은 재가 암환자 보건의료서비스를 받고자 하는 환자나 환자 가족으로부터 요청이 있을 경우 대상자로 등록

③ 지역사회 내 모든 재가암 환자를 대상으로 하나 자원의 제한성 및 효율성, 환자의 소득 수준 등 처한 환경을 감안하여 서비스 제공 대상자의 범위를 결정하고 제공 할 서비스 내용 결정

④ 재가 암환자의 치료 정도, 암 치료 요구, 말기암 환자로 호스피스가 필요로 되어 가정간호 및 호스피스기관에 의뢰된 재가 암환자는 퇴록하며 가정간호 및 호스피스 기관에서 치료 완료 후 재의뢰 시 재등록 관리함

⑤ 환자 또는 가족이 서비스지원을 더 이상 원하지 않거나 환자가 이주한 경우, 환자의 장기 출타로 연락이 안되는 경우, 사망한 경우 및 장기요양 등급판정에 따른 장기요양보험 서비스를 받는 경우에는 대상자관리를 종료함

4) 재가암 환자 서비스 제공

① 재가 암환자에 대한 기초 조사지 및 증상 평가지를 기준으로 의사, 간호사의 문진 및 진찰을 통해 환자의 상태를 파악하고 이에 따라 서비스 유형 결정

② 기본 서비스

a. 체위 및 안위간호, 투약지도, 비약물적 통증완화요법, 의사의 진료 및 처방

b. 증상 및 통증조절: 약물치료, 통증조절, 물리치료, 정맥주사 및 근육주사

c. 특수간호 서비스: 특수 장치 소독 및 관리, 관장, 관절운동, 산소요법, 욕창관리 등

d. 정서적, 영적 지지: 불안, 우울, 두려움 등에 대한 정서적 지지, 종교단체 연결 등 영적 지지, 암환자 자조모임을 통한 상호지지 및 정보교류 기회 제공

e. 자원봉사자 서비스: 개인위생, 물리치료 보조, 가사보조, 산책, 차량봉사 등

f. 임종지지(말기암 환자): 사별가족에 대한 지지, 사별가족 모임 알선, 지역 암센터 및 호스피스기관 등 지역 내 완화의료기관 및 종교단체와 연결

g. 환자, 가족에 대한 상담, 교육, 정보 제공

4. 재가장애인 관리

재활서비스는 지역사회중심 재활사업지침 적용을 원칙으로 하고 거점보건소를 제외한 보건소에서는 다음과 같이 실시 함

1) 목적

(1) 맞춤형 방문건강관리사업 팀내 지역담당제를 담당하고 있는 간호사와 전문 인력(물리치료사, 작업치료사) 등이 재활서비스가 필요로 되는 가정 또는 시설을 방문하여 재가 장애인을 대상으로 장애 조기발견, 건강증진, 2차 장애예방 및 재활치료 등 지속적 관리로 장애를 최소화하고 일상생활에의 자립능력을 증진하기 위함

2) 사업대상

① 방문요구도에 따른 군분류에 의해 건강문제가 있고, 장애 진단을 받았으며 「재활서비스 기초조사지」의 바델점수가 49점 이하에 해당되는 경우

② 건강문제가 있고 장애진단을 받았으나 건강문제가 조절되지 않는 자와 건강문제가 조절되는 자(정기관리군)

③ 저소득층(기초생활수급권자, 차상위계층)으로 지역사회에서 지속적 관리가 필요한 재가 장애인

④ 재가중증장애인으로 재활의료서비스가 필요한 장애인

⑤ 보건소 내 물리치료 및 재활사업팀 및 지역사회 기관으로부터 의뢰·연계되어 등록된 자

3) 재활 서비스제공

① 군별 서비스 관리 주기에 따라 서비스 제공
② 기능증진을 위한 일상생활활동(ADL) 교육 및 훈련
③ 관절구축 예방 운동 및 교육
④ 기본 건강관리: 위생, 영양, 피부관리(욕창, 체위관리) 등
⑤ 연하장애, 호흡장애 관리, 장방광관리 교육 및 훈련
⑥ 장애심화 위험요인을 가진 만성 질환(고혈압, 당뇨 등 심혈관질환) 자가관리 교육
⑦ 2차 장애예방을 위한 교육(낙상, 재발방지, 안전관리 등)

5. 신생아, 영유아, 임산부 관리

1) 서비스 대상

① 모자보건팀으로부터 산모 돌보미 신청자 혹은 방문건강관리를 필요로 하는 산모와 영유아, 특히 결혼이민자 여성 및 자녀
② 방문요구도에 따라 4주 이내 된 신생아 혹은 분만 6주 이내 산모일 경우, 집중관리군으로 관리하며 18개월 이내 영유아와 임산부일 경우 정기관리군으로 등록 관리함
③ 방문건강관리 서비스 제공 후 18개월 이상 영유아 및 임산부는 건강상태에 따라 모자 보건팀으로 재의뢰하여 퇴록함

2) 서비스 제공

① 4주 이내 임산부 산후 건강관리
② 모유 수유
③ 양육 지도
④ 부모로서의 역할 확인 및 아이와의 상호작용 강화

4) 의뢰 및 연계

- 방문건강관리 사업의 의뢰 및 연계 체계를 확인한다.

(1) 보건소 내 자원 의뢰 및 연계: 종류 및 방법

(2) 지역사회 자원 의뢰 및 연계: 종류 및 방법

보건소 내·외 자원 연계 활동

1. 보건소 내 부서간 연계와 협력: 팀간 연계를 통한 포괄적 서비스 제공

① 맞춤형 방문건강관리사업은 보건소 내 부서간 연계와 지역사회 자원 연계 강화를 통해 포괄적 서비스 제공

② 보건소 내 건강증진팀, 구강보건팀, 만성 질환관리팀, 암관리팀, 재활팀, 모자보건팀 등과 연계하여 개인별 요구 수준에 따른 맞춤식 서비스 제공

③ 맞춤형 방문건강관리사업 대상인 영유아, 임산부, 만성 질환자, 장애인, 노인에 대한 서비스를 강화하여 위하여 구강보건팀, 만성 질환관리팀, 암관리팀, 재활팀과 의뢰·연계를 통해 통합적 서비스 제공

④ 맞춤형 방문건강관리사업 팀내 전문인력 간 팀접근

a. 맞춤형 방문건강관리사업에서 재가암, 재활, 방문구강보건서비스, 만성 질환, 모자보건 등의 서비스를 통합적으로 제공 함

b. 맞춤형 방문건강관리사업 전담요원(의사, 간호사, 물리치료사, 작업치료사, 영양사, 사회복지사, 운동사)은 재가암, 재활, 방문구강보건, 만성 질환, 모자보건 서비스를 팀접근으로 직접 제공하되, 맞춤형 방문건강관리사업, 재가암 사업, 재활 사업 등의 각 사업을 기획하고 전담하는 담당자를 배치하여야 함

c. 또한 사업 담당자와 맞춤형 방문건강관리사업 및 재가암, 재활, 방문구강 서비스를 책임지고 관리하는 팀장을 두어야 함

d. 통합적 서비스 제공을 위해 방문건강관리사업 팀내 지역담당 간호사가 등록 관리하고 있는 대상자의 건강문제 및 건강요구도에 따라 팀내 전문인력(물리치료사, 치과위생사, 사회복지사, 자원봉사자 등)과 팀 접근을 통해 서비스를 제공하며 제공한 서비스 결과에 대해 전문 인력간 사례관리 집담회 및 의사소통을 통해 대상자의 상태를 공유하도록 함

맞춤형 방문건강관리사업 팀 내 전문인력 간 팀접근 모식도

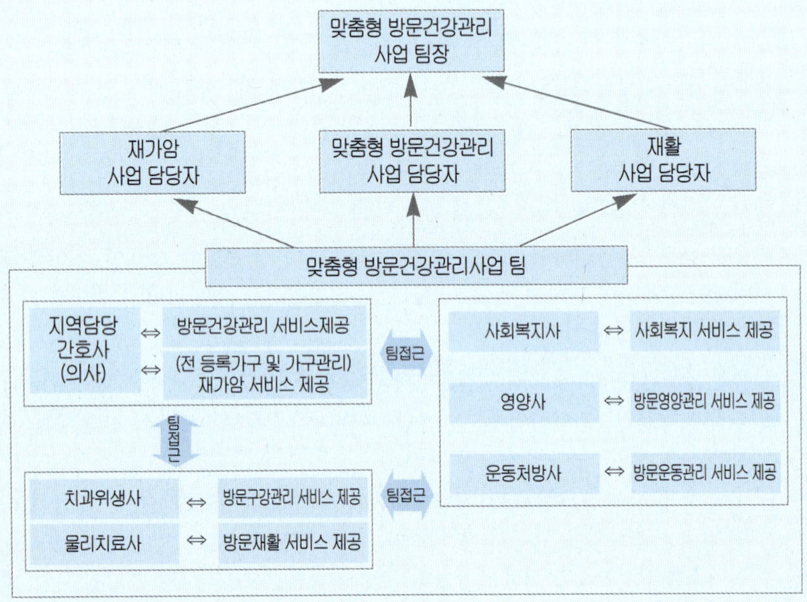

2. 지역사회 자원연계 강화: 통합적 서비스 제공

① 맞춤형 방문건강관리사업은 건강문제를 가지고 있는 가구원들에게 포괄적인 서비스 제공

② 건강문제별 중재 지침을 참조하되 각 사례별 맞춤식 서비스가 되도록 방문건강관리 사업 전문 인력의 전문적 역량을 발휘하여 융통성 있게 중재

③ 보건소 내 사업부서와 연계를 통하여 서비스를 제공할 뿐만 아니라 지역사회 자원 연계를 통하여 대상자의 요구에 적절한 서비스 제공

④ 주민생활지원사업과의 연계 · 협력

a. 시 · 군 · 구 통합조사팀: 기초생활보장대상가구 조사결과 의뢰 및 확인

b. 주민자체센터의 주민생활지원팀: 지역사회 가용자원 파악 및 연계, 주민생활지원 서비스 내용 파악 등

c. 보건소와의 연계: 보건소 내 담당부서(건강증진팀, 진료팀, 결핵관리실 등)와 연계 활동, 각종 프로그램(운동, 관절염 자조관리 교실, 고혈압 교실, 암환자 자조 모임, 사별가족 모임 등)에 연계

④ 관련기관과의 연계: 대상자의 요구 중 방문건강관리사업만으로 해결되기 어려운 요구는 지원 가능한 기관 및 관련분야에 의뢰

5) 환자 및 가족 교육

- 대상자 중심 보건교육의 수행과정을 확인한다.
- 대상자 중심 보건교육의 수행결과를 평가한다.

(1) 대상자 중심 교육 계획

(2) 교육자료 개발

(3) 교육성과 평가

보건교육 개요

1. 개념

보건교육은 행동과학 분야의 이론과 연구들을 응용하여 다양한 현실에서 대상자들의 요구에 맞는 건강주제를 다루며, 대상자의 특성에 적절한 다각적인 전략 혹은 기술적인 접근방법을 동원하여 대상자로 하여금 자발적으로 건강 행동을 채택하도록 돕는 것이다.

2. 목적

지역사회로 하여금 건강이란 가장 중요한 가치있는 자산임을 인식하게 하며, WHO 헌장에 나타나 있는 건강을 실현할 수 있게 하기 위하여 개인 또한 집단이 할 모든 일을 실천할 수 있도록 도와주고, 지역사회에 있어서 각종 보건사업이 잘 추진되고 이러한 요소들이 올바르게 활용될 수 있도록 하는 것이다.

3. 세부 목적

① 모든 사람들이 건강 및 건강증진에 관한 기본지식을 갖도록 함
② 모든 사람들로 하여금 건강하고 싶다는 태도를 가지도록 함
③ 사람들이 건강증진을 현실화할 수 있는 방법을 알 수 있게 함
④ 모든 사람들이 자신들의 건강을 증진 유지하기 위해 개인적·집단적으로 행할 수 있는 것을 실천하게 함
⑤ 누구나 건강과 관련하여 도움이 필요할 때 올바르게 도움을 구할 수 있는 능력을 가지도록 함

4. 내용 및 접근방법

1) 질병 중심에서 건강 중심으로 변화

과거 보건교육은 질병을 중심으로 그 질병의 예방법이나 치료 또는 서비스를 이용하는 방법을 주요 내용으로 하면서 보건의료체계가 단독으로 수행하였으나, 앞으로는 보건교육의 목적과 내용을 모두 건강을 중심으로 하면서 건강한 사람이 보다 더 건강하게 되는 방향으로 변화되어야 한다.

2) 모형의 수정

개인의 행동을 수정하려는 대안적 모형에서 사회적, 경제적, 정치적, 문화적 환경 등 건강과 관련되는 모든 부문이 포괄될 수 있는 사회체계적 모형으로 바뀌어야 한다.

3) 전문가 중심에서 일반인 중심으로

보건교육의 주체가 전문인 중심에서 일반인 중심으로 변화되어 일반인의 능력을 신뢰하고 그들의 적극적인 참여를 전제로 하여야 한다.

4) 지원하는 보건교육

권위주의적 보건교육에서 지원하는 보건교육으로 변화되어야 한다.

5. 보건교육의 일반적 원칙

① 보건교육은 전체 보건사업의 일부로서 처음부터 계획되어야 함
② 보건교육 계획을 위해서는 지역사회 진단이 요청되어야 함
③ 보건교육은 주민의 참여로 계획, 추진되어야 함
④ 지역사회 지도자를 발견하고 그의 협력을 얻어야 함
⑤ 지역사회 공·사기관의 협력을 얻어야 함
⑥ 지역사회 보건의료 전문가의 협력을 얻어야 함
⑦ 보건교육의 뚜렷한 목표가 있어야 하고 이 목표 달성을 위한 구체적인 계획이 서야 함
⑧적은 범위 내에서 시범사업으로 시작하여 점차로 확대되는 것이 바람직 함
⑨ 팀웍을 통해서 보다 효과적인 사업 수행이 가능 함
⑩ 모든 보건요원은 보건교육을 잘 할 수 있어야 함
⑪ 보건교육 전문가는 보건사업을 보다 능률적으로 이끌어 갈 수 있어야 함
⑫ 보건교육 예산계획이 요망되어야 함

■ 별첨 서식지

맞춤형 방문건강관리사업
- 가구 조사표 -

※ 대상: 등록가구, 조사주기: 2년

<table>
<tr><td>주소</td><td colspan="4">시 · 도   구 · 시 · 군   동 · 읍 · 면   통 · 리   번지   호
(아파트   동   호)</td></tr>
<tr><td>주거유형</td><td colspan="2">□① 단독주택 □② 아파트
□③ 연립주택 □④ 다세대주택
□⑤ 영업용 건물 내 주택
□⑥ 기타( )</td><td>전화번호</td><td></td></tr>
<tr><td>경제적 수준</td><td colspan="2">□① 기초생활수급권자
□② 차상위 계층
□③ 기타</td><td>휴대폰번호</td><td></td></tr>
<tr><td>가구주성명</td><td colspan="2"></td><td>응답자성명</td><td></td></tr>
<tr><td>방문차수</td><td>방문일시</td><td>미완 사유</td><td>사업대상</td><td>□① 1순위 □② 2순위
□③ 3순위 □④ 4순위</td></tr>
<tr><td>1차</td><td>200 . . . ~ 200 . . .</td><td></td><td rowspan="3">가족 형태</td><td>가족 구성: □① 일반가정 □② 부부만 거주 □③ 조손가정 □④ 한부모가족 □⑤ 독거 □⑥ 배우자 외 동거가족 있음</td></tr>
<tr><td>2차</td><td>200 . . . ~ 200 . . .</td><td></td><td rowspan="2">구성 요인: □① 다문화 가정 □② 폭력 가족 □③ 정신지체 □④ 정신질환 가족 □⑤ 소년·소녀 가장 □⑥ 기타</td></tr>
<tr><td>3차</td><td>200 . . . ~ 200 . . .</td><td></td></tr>
<tr><td>전산등록 완료일</td><td colspan="2">2 0 1 0 년   □□ 월   □□ 일</td><td rowspan="2">가족형태</td><td>기관명 / 인원수
□① 지역 아동센터
□② 경로당
□③ 미인가 시설
□④ 소규모 사업장
□⑤ 기타
□⑥</td></tr>
<tr><td>방문간호사 성명</td><td colspan="2">(서명)</td><td></td></tr>
</table>

보 건 복 지 가 족 부

※ 자료출처: 보건복지가족부 가족건강과(2010). 2010년도 가족건강사업안내 제 2편: 맞춤형 방문건강관리 사업

가구의 인구사회학적 특성 조사지

	가구원 번호 / 문항	CARD01	CARD02	CARD03	CARD04	CARD05
		01	02	03	04	05
1	댁에서 현재 함께 살고 있는 가족의 이름을 가구주부터 차례로 말씀하여 주십시오.					
2	주민번호를 말씀하여 주십시오.					
3	이분의 생년월일은 언제입니까? (실제의 생년월일) ______년 ____월 ____일 □ ① 양력 □ ② 음력 □ ③ 모름	년 월 일 □양/음	년 월 일 □양/음	년 월 일 □양/음	년 월 일 □양/음	년 월 일 □양/음
4	만□□□세	□□	□□	□□	□□	□□
5	이분은 가구주와 어떤 관계입니까? □ ① 본인 □ ② 배우자 □ ③ 자녀 □ ④ 자녀배우자 □ ⑤ 손자녀 □ ⑥ 부모 □ ⑦ 조부모 □ ⑧ 형제자매 □ ⑨ 기타 친척 □ ⑩ 비혈연	□	□	□	□	□
6	이분의 성별은 무엇입니까? □ ① 남자 □ ② 여자	□	□	□	□	□
7	이분의 사실상의 결혼상태는 어느 것에 속하는지 말씀해 주십시오. □ ① 미혼 □ ② 기혼 □ ③ 사별 □ ④ 이혼 □ ⑤ 별거 □ ⑧ 비해당(만 14세 이하) □ ⑨ 모름	□	□	□	□	□
8	이분은 학교를 어디까지 다니셨습니까? 혹은 다니고 계십니까? □ ① 무학 □ ② 초등학교 졸업 이하 □ ③ 중학교 졸업 이하 □ ④ 고등학교 졸업 이하 □ ⑤ 대학교(전문대 포함) 졸업 이하 □ ⑥ 대학원 이상 □ ⑨ 모름	□	□	□	□	□
9	현재 이분은 직업이 무엇입니까? □ ① 없음 □ ② 있음	□	□	□	□	□
10	이 분은 어떤 건강보험에 가입되어 있습니까? □ ① 지역의료보험 □ ② 사업장(직장) 가입자 □ ③ 의료급여 1종 □ ④ 의료급여 2종 □ ⑤ 미가입 □ ⑨ 모름	□	□	□	□	□
11	댁의 생활수준은 어느 정도라고 생각하십니까? □ ① 매우 잘사는 편 □ ② 잘 사는 편 □ ③ 보통 □ ④ 못 사는 편 □ ⑤ 매우 못 사는 편	□				
12	총 가구원수 □□명	□□명				

가구원 질병조사지

※ 지난 1년 동안 가족 중에서 아래와 같은 병을 앓았거나 현재도 앓고 가족이 있으면 말씀해 주십시오.

코드		01	02	03	04	05	06	07	08	09	10	11	12	13	14	15	16	17	18	19	20	21	22	23	24	25	26	27	28	29	30	31	32	33	34	35	36	37	38	39	40	41
질병명		암							근골격계			소화기계 질환		내분비, 대사성		순환기계 질환				호흡기계 질환							눈, 귀질환			만성신장 질환		빈혈	피부병	골절탈골및사고후유증	구강질환			치매	정신질환	정신지체	우울	기타
		위암	간암	폐암/기관지암	대장암/직장암	유방암	자궁암	기타암	퇴행성/류마티스관절염	디스크/추간판탈출증	골다공증	위궤양/십이지장궤양	만성간염/간경변증	당뇨병	갑상선장애	고혈압	중풍/뇌혈관질환	협심증/심근경색증	기타심장질환	결핵	만성기관지염/폐기종	천식	기관지확장증	축농증/만성부비동염	알레르기성비염	기타호흡기계질환	백내장	만성중이염	기타눈·귀질환	만성신부전	기타만성신장질환				충치	잇몸병	기타					
가구원번호	01																																									
	02																																									
	03																																									
	04																																									
	05																																									
	06																																									

□해당란에 아래의 내용에 해당번호를 기재하십시오. ① 앓고 있지 않다 ② 앓고 있으나 의사에게 진단받지 않았다 ③ 의사에게 진단받았다.

맞춤형 방문건강관리사업

- 성인용(만 19세 이상) 건강면접조사표 -

※ 대상: 만 19세 이상 등록가구원, 조사주기: 2년

<table>
<tr><td>가구주 성명</td><td colspan="2"></td><td>응답자 성명</td><td></td></tr>
<tr><td>방문차수</td><td>방문일시</td><td>미완 사유</td><td colspan="2"></td></tr>
<tr><td>1차</td><td>200 . . . ~ 200 . . .</td><td rowspan="3"></td><td colspan="2" rowspan="3"></td></tr>
<tr><td>2차</td><td>200 . . . ~ 200 . . .</td></tr>
<tr><td>3차</td><td>200 . . . ~ 200 . . .</td></tr>
<tr><td>방문간호사 성명</td><td colspan="2">(서명)</td><td colspan="2"></td></tr>
</table>

<table>
<tr><td rowspan="2">신장</td><td rowspan="2">체중</td><td rowspan="2">BMI</td><td rowspan="2">허리 둘레</td><td rowspan="2">혈압</td><td colspan="3">혈당</td><td rowspan="2">Chol</td><td rowspan="2">TG</td><td colspan="2" rowspan="2">HDLLDL</td></tr>
<tr><td>식전</td><td>식후</td><td>HbA1C</td></tr>
<tr><td>m</td><td>Kg</td><td></td><td>cm</td><td>mmHg</td><td>mg/dl</td><td>mg/dl</td><td>%</td><td>mg/dl</td><td>mg/dl</td><td>mg/dl</td><td>mg/dl</td></tr>
</table>

Tip

1. 체질량지수(Body Mass Index) = 체중(kg)/키(m^2)
2. 비만도: 저체중, 정상, 과체중, 비만, 고도비만 중 하나로 표시
   체질량지수 18.5미만을 저체중, 18.5 이상 23 미만을 정상체중, 23 이상 25 미만을 과체중(또는 전비만), 25 이상 30 미만을 비만(또는 1형 비만), 30 이상을 고도비만(또는 2형 비만)
3. 표준체중: 신장 150cm 미만의 경우(신장-100),
   신장 150cm 이상 160cm 미만의 경우 : {(신장-150)×0.5}+50,
   신장이 160cm 이상인 경우(신장-100)×0.9

보 건 복 지 가 족 부

건강형태

흡연

1. 지금까지 살아오는 동안 피운 담배의 양은 총 얼마나 됩니까?

□ ① 5갑(100개비) 미만
□ ② 5갑(100개비) 이상
□ ③ 피운 적 없음 ☞ 5번 문항으로

2. 처음으로 담배 한대를 다 피운 시기는 언제입니까? 만_____세

3. 현재 담배를 피우고 계십니까?

□ ① 현재 매일 피움 ☞ 하루평균 흡연량_________ 개비
□ ② 가끔 피움 ☞ 흡연하는 날 하루평균 흡연량_________ 개비
□ ③ 과거에는 피웠으나 현재 피우지 않음 ☞ 5번 문항으로

4. 지난 1년간 담배를 끊고자 하루(24시간) 이상 금연한 적이 있습니까?

□ ① 예
□ ② 아니오

음주

5. 지금까지 1잔 이상(성찬식, 제사 등에서 몇 모금 마신 것은 제외) 술을 드신 경험이 있습니까?

□ ① 예
□ ② 아니오 ☞ 11번 문항으로

■ (6~9번) 최근 1년 동안의 음주(술)경험에 대한 질문입니다.

6. 술을 얼마나 자주 마십니까?

□ ① 최근 1년간 전혀 마시지 않았다.
□ ② 한달에 1번 미만
□ ③ 한달에 1번 정도
□ ④ 한달에 2~4번
□ ⑤ 일주일에 2~3번 정도
□ ⑥ 일주일에 4번 정도

7. 술을 마시는 날은 보통 몇 잔을 마십니까?
[소주, 양주 구분없이 각각의 술잔으로 계산. 단, 캔맥주 1개(355cc) = 맥주 1.6잔]

□ ① 소주 1~2잔(캔맥주 1캔 반 이하, 양주 2잔)
□ ② 소주 3~4잔(캔맥주 3캔, 양주 4잔)
□ ③ 소주 5~6잔(캔맥주 4캔 반 이하, 양주 6잔)
□ ④ 소주 7~9잔(소주 1병 반 미만, 캔맥주 6캔, 양주 9잔)
□ ⑤ 소주 10잔 이상(소주 1병 반 이상, 캔맥주 7캔, 양주 10잔)
□ ⑥ 전혀 안 마신다.

8. (남성) 한번의 술좌석에서 소주 7잔(또는 맥주 5캔 정도) 이상을 마시는 횟수는 어느 정도입니까?

□ ① 전혀 없다.
□ ② 한달에 1번 미만
□ ③ 한달에 1번 정도
□ ④ 1주일에 1번 정도
□ ⑤ 거의 매일

15. 지난 1년 동안 잇몸에서 피가 나거나 치아와 입안에 통증을 경험한 적이 있었습니까?

□ ① 자주 있었음　□ ② 가끔 있었음　□ ③ 거의 없었음
□ ④ 전혀 없었음　□ ⑤ 모름

16. 가장 최근에 치과의사로부터 치아와 입안의 검진을 받으신 시기는 언제이십니까?

□ ① 1년 이내　□ ② 1~2년　□ ③ 2~5년
□ ④ 5년 이상　□ ⑤ 받은 적 없음　□ ⑥ 모름

식생활

17. 지난 2일간 매끼 식사를 하셨습니까?(모두 표시해주십시오: 그렇다 1, 아니다 0)

□ ① 그저께 아침　□ ② 그저께 점심　□ ③ 그저께 저녁
□ ④ 어제 아침　□ ⑤ 어제 점심　□ ⑥ 어제 저녁

건강검진

18. 다음은 암검진에 관한 질문입니다. 각각에 대해 가장 마지막으로 암검사를 받은 때를 답해 주십시오.

18-1. (만 40세 이상) 위암검사(위내시경검사 또는 위장조영술)

□ ① 1년 미만　□ ② 1년 이상 2년 미만
□ ③ 2년 이상　□ ④ 한번도 검사받은 적 없음

18-2. (만 30세 이상) 대장암검사(대장내시경검사, 분변잠혈반응검사, 이중조영바륨검사, 에스결장경검사)

□ ① 5년 미만　□ ② 5년 이상 10년 미만
□ ③ 10년 이상　□ ④ 한번도 검사받은 적 없음

18-3. (만 40세 이상) A형, B형, C형 간염 또는 간경화 등의 간질환을 가지고 있습니까?

□ ① 예　　□ ② 아니오 ☞ 18-5번 문항으로

18-4. (만 40세 이상) 간암검사(복부초음파검사, 혈청알파태아단백검사)

□ ① 6개월 미만　　□ ② 6개월 이상 1년 미만
□ ③ 1년 이상　　□ ④ 한번도 검사받은 적 없음

18-5. (만 40세 이상 여성) 유방암검사(유방촬영, 초음파 포함)

□ ① 1년 미만　　□ ② 1년 이상 2년 미만
□ ③ 2년 이상　　□ ④ 한 번도 검사받은 적 없음

18-6. (만 30세 이상 여성) 자궁경부암검사(자궁질경부도말세포검사)

□ ① 1년 미만　　□ ② 1년 이상 2년 미만
□ ③ 2년 이상　　□ ④ 한번도 검사받은 적 없음

건강형태

19. 당신의 건강은 대체로 어떠하다고 생각하십니까?

□ ① 매우 좋음　　□ ② 좋음　　□ ③ 보통
□ ④ 나쁨　　□ ⑤ 매우 나쁨　　□ ⑥ 모름

20. 고혈압을 의사에게 진단받으셨습니까?

□ ① 그렇다　　□ ② 아니다

20-1. 고혈압 치료를 받고 계십니까?

□ ① 완치되어 치료받지 않고 있음
□ ② 완치되지 않았지만 치료받지 않고 있음
□ ③ 현재 치료받고 있음

21. 당뇨병을 의사에게 진단받으셨습니까?

□ ① 그렇다 □ ② 아니다

21-1. 당뇨병 치료를 받고 계십니까?

□ ① 완치되어 치료받지 않고 있음
□ ② 완치되지 않았지만 치료받지 않고 있음
□ ③ 현재 치료받고 있음

22. 뇌졸중을 의사에게 진단받으셨습니까?

□ ① 그렇다 □ ② 아니다

22-1. 뇌졸중 치료를 받고 계십니까?

□ ① 완치되어 치료받지 않고 있음
□ ② 완치되지 않았지만 치료받지 않고 있음
□ ③ 현재 치료받고 있음

22-2. 최초 뇌졸중 발병년도는 언제입니까? ________년

23. 암을 의사에게 진단받으셨습니까?

□ ① 그렇다(　　암) □ ② 아니다

23-1. 암 치료를 받고 계십니까?

□ ① 완치되어 치료받지 않고 있음
□ ② 완치되지 않았지만 치료받지 않고 있음
□ ③ 현재 치료받고 있음

23-2. 암의 종류는 무엇입니까?

□ ① 위암 □ ② 대장암 □ ③ 간암 □ ④ 폐암
□ ⑤ 유방암 □ ⑥ 자궁경부암 □ ⑦ 기타

24. 관절염을 의사에게 진단받으셨습니까?

□ ① 그렇다 □ ② 아니다

24-1. 관절염 치료를 받고 계십니까?

□ ① 완치되어 치료받지 않고 있음
□ ② 완치되지 않았지만 치료받지 않고 있음
□ ③ 현재 치료받고 있음

25. 요실금을 의사에게 진단받으셨습니까?

□ ① 그렇다 □ ② 아니다25-1. 요실금 치료를 받고 계십니까?

25-1. 요실금 치료를 받고 계십니까?

□ ① 완치되어 치료받지 않고 있음
□ ② 완치되지 않았지만 치료받지 않고 있음
□ ③ 현재 치료받고 있음

26. 지난 일년동안 가정폭력을 경험한 적이 있습니까?

□ ① 그렇다 □ ② 아니다

27. 알코올 중독을 의사에게 진단받으셨습니까?

□ ① 그렇다 □ ② 아니다 □ ③ 의사에게 진단받지 않았지만 알콜중독 의심

맞춤형 방문건강관리사업
- 65세 이상 건강면접조사표 -

■ 기초측정표

※ 대상: 65세 이상 등록가구원, 조사주기 1년

번호	질문내용	예	아니오
1	버스나 지하철(전철) 등, 교통수단을 이용해서 혼자 외출할 수 있습니까?	①	②
2	슈퍼마켓이나 동네가게에서 잘못이나 실수 없이 제대로 생필품을 구입합니까? (주문배달의 경우는 '아니오')	①	②
3	은행이나 농협, 우체국 등에서 예·적금 등의 금전관리를 스스로 하고 있습니까? (타인이 해주면 '아니오')	①	②
4	이웃이나 친구의 집에 마실하러 다닙니까? (가족이나 친척 집에 아님)	①	②
5	가족이나 친구에게 생활상의 문제에 대해 상담이나 조언을 해줍니까? (전화를 통한 상담·조언도 포함함)	①	②
6	계단 손잡이나 벽을 짚지 않고 계단을 올라갑니까? (처음부터 습관적으로 잡는 경우는 '아니오' 이고, 올라가는 중간, 중간에 잡는 경우는 '예')	①	②
7	의자에 앉은 상태에서 부축이나 지팡이 없이 일어납니까?	①	②
8	15분 정도 쉬지 않고 걸어 다닙니까? (실내·외를 불문)	①	②
9	지난 1년간에 넘어진 적이 있습니까? (미끄러지거나, 걸려서)	①	②
10	넘어지는 것에 대한 걱정이나 염려가 큽니까?	①	②
11	지난 6개월간 몸무게가 2~3kg 이상 빠졌습니까? (※ 고의적인 체중감량은 제외함)	①	②
12	신장(　　cm)　체중(　　kg) BMI(=체중/신장×2)가 18.5미만인가?	①	②
13	지난 6개월전에 비해 딱딱한 음식을 먹기 어려워졌습니까?	①	②
14	음료수나 국물을 드실 때 목이 멘 적(삼키기 어려움)이 있습니까?	①	②
15	자주 입이 말라서 신경이 쓰입니까?	①	②
16	1주일에 한번 이상 외출(나들이)합니까? (1~2주에 한번 정도도 '예')	①	②
17	작년에 비해서 외출횟수가 줄어들었습니까?	①	②
18	주위사람이 '항상 똑같은 말을 되풀이 한다' 는 등, 건망증이 있다는 말을 듣습니까? (건망증이 있어도, 그런 말을 듣지 않으면, '아니오')	①	②
19	혼자서 전화를 걸 수 있습니까?(누군가가 걸어주면 '아니오')	①	②
20	오늘이 몇 월 며칠인지를 모를 때가 있습니까?	①	②
21	(최근 2주간) 매사에 의욕이 없다	①	②
22	(최근 2주간) 지금까지 즐겨왔던 취미가 싫증났다(※ 그래서 그만둔 경우도 '예').	①	②
23	(최근 2주간) 예전에는 쉽게 했던 일들이 이제는 어려워져서 겁이 난다.	①	②
24	(최근 2주간) 자신이 쓸모있는 사람이라고 생각하지 않는다.	①	②
25	(최근 2주간) 아무 이유도 없이 피곤함을 느낀다.	①	②

27-1. 알코올 중독 치료를 받고 계십니까?

□ ① 완치되어 치료받지 않고 있음
□ ② 완치되지 않았지만 치료받지 않고 있음
□ ③ 현재 치료받고 있음

결과 요약

26. 현재 앓고 있는 질병에 모두 ○표 해 주십시오.

고혈압	당뇨병	뇌졸중	관절염	요실금	암	심장질환	만성호흡기질환

27. 감각기능

구분	응답	
	그렇다	아니다
낮은 시력으로 인해 일상생활에서 어려움을 경험하고 있습니까?	□	□
낮은 청력으로 인해 일상생활에서 어려움을 경험하고 있습니까?	□	□

28. 체력측정(Timed Up & Go)

구분	측정결과
의자에서 일어나 빠른 걸음으로 돌아오기	□□.□초

기초측정표 결과요약

Tip : 기초측정표 및 체력측정표 측정방법

1	가족이나 누군가가 부축하지 않고 혼자서 이용하는 경우를 묻는 질문이고, 먼 거리라도 걸어서 다니는 노인일지라도 버스나 지하철을 이용한다는 가정하에 질문을 하고, 자가용을 운전하여 외출하는 경우에도 '예' 로 기입함
2	외출을 해서 물건을 적절하게 구입하는지를 묻는 질문이고, 전화로 주문하여 배달을 받는 경우에는 '아니오' 로 기입함
3	은행의 예금창구에서 각종 절차를 밟고, 본인의 판단으로 금전을 관리하는 경우에는 '예' 로 기입하고, 가족이나 다른 사람에게 부탁하는 경우에는 '아니오' 로 기입함
4	전화로만 하는 경우나, 가족이나 친척 집에 가는 경우는 '아니오' 로 기입함
5	직접 대면하지 않고 전화로만 상담, 조언을 해주는 경우도 '예' 로 기입함
6	손잡이나 벽을 짚지 않고 올라갈 수 있어도, 습관적으로 짚고 올라가는 경우도 '아니오' 로 기입함
7	때때로 잡는 정도이면 '예' 로 기입함
8	실내·외를 불문하고 질문함
9	남이 밀어서 넘어진 것이 아니라, 혼자서 미끄러지거나 걸려서 넘어진 적이 있는가를 질문함
10	한번이라도 넘어진 적이 있는 경우, 두려움 정도가 큰 지를 묻는 질문임
11	6개월 이상 걸려서 점차적으로 줄어든 경우나 인위적인 체중감량을 한 경우는 '아니오' 로 기입함
12	체중은 1개월 이내, 신장은 과거 측정치를 기준으로 해도 무방함
13	반년 이상 딱딱한 것을 먹기가 힘들어졌거나 그 이후 변함이 없는 경우는 '아니오' 로 기입함
14	음식물 등의 삼키기 어려운 정도를 묻는 질문임
15	몸의 수분 함량정도를 파악하는 질문임
16	주에 따라 차이가 있을 경우에는 1개월을 기준으로 평균치로 계산함
17	작년의 외출횟수와 비교해서 금년도가 줄었으면 '예' 로 기입함
18	자신이 건망증이 있다고 해도 주위사람으로부터 지적을 받지 않으면 '아니오' 로 기입함
19	다른 사람이 전화를 걸어 주고 나서, 자신이 대화하는 경우에는 '아니오' 로 기입함
20	월이나 일 중, 어느 하나라도 모르는 경우에는 '예' 로 기입함
21~25	우울증상에 대한 질문임
26	19세 이상 건강면접조사표의 20~25번 참조, 심장질환 및 호흡기계질환은 질문
27	잘 보이지 않거나, 안경을 쓴 경우에도 잘 보이지 않아 일상생활에 어려움이 있으면 '그렇다 '로 기입함 잘 들리지 않거나 보청기를 했는데도 잘 들리지 않아 일상생활에 어려움이 있으면 '그렇다 '로 기입함
28	의자에서 일어나 빠른 걸음으로 돌아오기(TUG: 복합적 이동능력) (1) 검진자와 보조자는 각 1명 (2) TUG는 의자에서 일어나 2.4m를 걸은 후 되돌아 오는 것으로 8.5초 이내에 돌아오면 정상 즉, 왕복 4.8m에 대한 복합적 이동능력을 측정 (3) 측정은 두 번에 걸쳐 하되 그 중에서 가장 빠른 시간을 소수점 첫째자리까지 기입 (4) 출발하기 전, 피검자는 의자에 똑바로 앉아야 하며, 손은 양 무릎 위에 올려놓고 양발은 바닥에 닿게 함 (5) 반환지점을 도는 방법은 특정한 규정이 없이 피검자의 편안한 대로 자유롭게 돌도록 지시 (6) 검진자는 피검자에게 가능한 한 빠른 걸음으로 걷도록 함

■ 치매선별검사 KDSQ : Korean Dementia Screening Questionnaire - C

※ 대상: 65세 이상 등록가구원, 조사주기: 2년

각 항목에 대하여, 1년 전의 환자 상태와 비교하여, 현재의 상태에 해당하는 곳에 동그라미를 하십시오.
가능하면 보호자를 통해 설문에 응답하는 것이 좋습니다.

내용	측정불가	아니다 (0점)	가끔(조금) 그렇다(1점)	아주(많이) 그렇다(2점)
1. 오늘이 몇 월이고, 무슨 요일인지를 잘 모른다.				
2. 자기가 놔둔 물건을 찾지 못한다.				
3. 같은 질문을 반복해서 한다.				
4. 약속을 하고서 잊어버린다.				
5. 물건을 가지러 갔다가 잊어버리고 그냥 온다.				
6. 물건이나 사람의 이름을 대기가 힘들어 머뭇 거린다.				
7. 대화 중 내용이 이해되지 않아 반복해서 물어본다.				
8. 길을 잃거나 헤맨 적이 있다.				
9. 예전에 비해서 계산능력이 떨어졌다. (예: 물건 값이나 거스름돈 계산을 못한다)				
10. 예전에 비해서 성격이 변했다.				
11. 이전에 잘 다루던 기구의 사용이 서툴러졌다. (예: 세탁기, 전기밥솥, 경운기)				
12. 예전에 비해 방이나 집안의 정리정돈을 하지 못한다.				
13. 상황에 맞게 스스로 옷을 선택하여 입지 못한다.				
14. 혼자 대중교통 수단을 이용하여 목적지에 가기 힘들다. (신체적인 문제(관절염)로 인한 것은 제외됨)				
15. 내복이나 옷이 더러워져도 갈아입지 않으려고 한다.				

점수 (/30점)

Tip

KDSQ -C 점수가 6점 이상인 경우 치매 위험군 치매관리팀으로 연계
KDSQ -C 점수가 6점 미만인 경우 정상 → 종료

■ 노인 우울 검사 Geriatric Depression Scale: short form

※ 대상: 65세 이상 등록가구원, 조사주기 : 2년

질문이 최근 1주일동안의 기분과 일치하면 예, 그렇지 않으면 아니오에 동그라미 하세요.

내 용	예	아니오
*1. 자신의 삶에 만족하십니까?		
2. 지금까지 해온 일이나 흥미가 있었던 일을 그만두었습니까?		
3. 자신의 삶이 허무하다고 느끼십니까?		
4. 지루하다고 느끼는 일이 자주 있습니까? (배우자 생일, 결혼기념일, 제삿날 등)		
*5. 보통 기분이 좋은 편입니까?		
6. 자신에게 어떤 좋지 않은 일이 일어날지도 모른다는 불안이 있습니까?		
*7. 항상 행복하다고 느끼고 있습니까?		
8. 자신이 무력하다고 자주 느끼십니까?		
9. 외출하여 새로운 일을 하는 것보다 집안에 있는 것을 더 좋아하십니까?		
10. 다른 사람보다 기억력이 떨어졌다고 느끼십니까?		
*11. 지금 살고 있는 것이 멋지다고 생각하십니까?		
12. 자신의 현재 상태는 전혀 무가치하다고 느끼십니까?		
*13. 당신은 활력이 넘친다고 느끼십니까?		
14. 지금 당신의 상황은 희망이 없는 것으로 느끼십니까?		
15. 다른 사람들은 당신보다 더 여유로운 생활을 하고 있다고 생각하십니까?		

* 역문항

점수 (/15점)

Tip

0~4 : 정상, 5~9 : 경증우울, 10~15 : 중증우울

중증우울인경우 정신보건센타에 의뢰

맞춤형 방문건강관리사업

- 임산부 건강면접조사표 -

1. 임신부 건강조사 기록지

※ 대상: 임산부 신규등록자, 조사시기: 등록 시 1회

항목 \ 임신주수	8주	12주	16주	20주	24주	28주	30주	32주	34주	36주	37주	38주	39주	40주	41주
방문일															
산전검진 여부															
체중(kg)															
혈압(mmHg)															
단백뇨(+/-)															
질출혈(+/-)															
태동감소(+/-)															
자궁수축(+/-)															
하복부의 지속적 통증/ 압박감(+/-)															
양수 흐름(+/-)															
부종(얼굴, 손, 전신)(+/-)															
갑작스런 체중증가(+/-)															
시력장애(+/-)															
두통(+/-)															
상복부 통증(+/-)															
안절부절한 느낌(+/-)															
구토(+/-)															

2. 산후 건강조사 기록지

1) 방문일 : 년 월 일 / 분만일 년 월 일

2) 활력징후

체중	혈압	체온	맥박	혈당(임신성 당뇨나 당뇨가 있었던 경우만 측정)		
				식전	식후	HbA1C
kg	mmHg	℃	회/분	mg/dl	mg/dl	%

3) 부종 □ ① 있음 □ ② 없음

4) 자궁퇴축 □ ① 정상 □ ② 비정상

5) 산후 비정상적인 질출혈 □ ① 있음 □ ② 없음

6) 오로 □ ① 정상 □ ② 비정상

7) 회음절개부위
- 부종 □ ① 있음 □ ② 없음
- 분비물 □ ① 정상 □ ② 비정상
- 동통 □ ① 있음 □ ② 없음

8) 배뇨곤란 □ ① 있음 □ ② 없음

9) 배변곤란 □ ① 있음 □ ② 없음

10) 혈전성 정맥염 증상(Homan's Sign)

□ ① 있음 □ ② 없음

11) 수유형태

□ ① 완전모유수유 □ ② 혼합수유 □ ③ 인공유

12) 모유수유시 어려운 점

- 유방울혈 □ ① 있음 □ ② 없음
- 유두손상 □ ① 있음 □ ② 없음
- 유선염 □ ① 있음 □ ② 없음
- 모유량 □ ① 있음 □ ② 없음
- 아기가 빨지 않음 □ ① 있음 □ ② 없음
- 기타 ________________________________

13) 산모의 정서적 상태를 서술하여 주시기 바랍니다.

14) 산모와 아기의 관계를 서술하여 주시기 바랍니다.

3. 산후우울 측정도구 EDINBURGH POSTNATAL DEPRESSION SCALE-KOREAN VERSION, EPDS-K

※ 조사시기: 산후우울 서비스 제공 전후 1회

최근 아이를 출산하고 지난 1주일 동안 어떻게 느끼셨는지 가장 적합한 번호에 O 표 해주세요.

조사일 : ______년 ____월 ____일

구분	문항
1. 웃을 수 있었고, 사물의 재미있고 흥미로운 면을 발견할 수 있었다.	① 예전과 똑같았다.(0점) ② 예전보다 조금 줄었다.(1점) ③ 확실히 예전보다 많이 줄었다.(2점) ④ 전혀 그렇지 않았다.(3점)
2. 어떠한 것을 간절히 바라거나 기다렸다.	① 예전과 똑같았다.(0점) ② 예전보다 조금 줄었다.(1점) ③ 확실히 예전보다 많이 줄었다.(2점) ④ 거의 그렇지 않았다.(3점)
*3. 어떤 일이 잘못 될 때면 나 자신을 필요 이상으로 탓했다.	① 거의 항상 그랬다.(3점) ② 그런 편이었다.(2점) ③ 그다지 그렇지 않았다.(1점) ④ 전혀 그렇지 않았다.(0점)
4. 별다른 이유 없이 불안하거나 무언가를 걱정한 적이 있었다.	① 전혀 그렇지 않았다.(0점) ② 거의 그렇지 않았다.(1점) ③ 가끔 그런 적이 있다.(2점) ④ 자주 그랬다.(3점)
*5. 별다른 이유 없이 두려움이나 공포감을 느낀 적이 있었다.	① 꽤 자주 그랬다.(3점) ② 가끔 그랬다.(2점) ③ 그다지 그렇지 않았다.(1점) ④ 전혀 그렇지 않았다.(0점)
*6. 여러 가지 일들이 힘겹게 느껴졌었다.	① 대부분 그러하여 일을 전혀 감당할 수 없었다.(3점) ② 가끔 그러하여 평소처럼 일을 감당할 수 없었다.(2점) ③ 대부분의 일을 잘 감당하였다.(1점) ④ 평소처럼 일을 매우 잘 감당하였다.(0점)
*7. 너무 불행하다고 느껴서 잠을 잘 잘 수가 없었다.	① 대부분 그랬다.(3점) ② 가끔 그랬다.(2점) ③ 자주 그렇진 않았다.(1점) ④ 전혀 그렇지 않았다.(0점)
*8. 슬프거나 비참하다고 느꼈다.	① 대부분 그랬다.(3점) ② 가끔 그랬다.(2점) ③ 그다지 그렇지 않았다.(1점) ④ 전혀 그렇지 않았다.(0점)
*9. 스스로 불행하다고 느껴 울었다.	① 대부분 그랬다.(3점) ② 자주 그랬다.(2점) ③ 아주 가끔 그랬다.(1점) ④ 전혀 그렇지 않았다.(0점)
*10. 자해하고 싶은 충동이 들었다.	① 자주 그랬다.(3점) ② 가끔 그랬다.(2점) ③ 거의 그런 적이 없었다.(1점) ④ 전혀 그렇지 않았다.(0점)

* 역문항

0~8점: 정상, 9~12점: 상담 수준, 경계선 13점 이상: 심각한 산후우울증

맞춤형 방문건강관리사업
- 재가 암환자서비스 기초조사지 -

※ 대상: 만 19세 이상 건강면접조사표에서 의사에게 암진단 받은 대상자, 조사주기 1년

1. 기초정보

1. 귀하께서 알고 계시는 진단명은 무엇입니까? (자세히 적어주십시오)
   지금까지 받은 치료 내용 : □ 항암요법　□ 방사선 치료　□ 수술　□ 모른다

2. 귀하의 질병 상태를 알고 계십니까?
   □ ① 말기암　□ ② 치료중　□ ③ 암생존자, 암완치자

3. 귀하께서는 지난 1주 동안 아래사항에 대한 도움을 얼마나 필요로 하셨으며충족되었습니까?
   작성자 : □ 대상자　□ 보호자

구분	필요성				충족도			
	많이 필요함	어느 정도 필요함 않음	별로 필요하지 않음	전혀 필요하지	많이 충족됨	어느 정도 충족됨	별로 충족되지 않음	전혀 충족되지 않음
1. 치료계획에 대한 상담	1	2	3	4	1	2	3	4
2. 통증 조절	1	2	3	4	1	2	3	4
3. 피로 관리	1	2	3	4	1	2	3	4
4. 불안 및 우울에 대한 상담 및 치료	1	2	3	4	1	2	3	4
5. 물리 치료 및 재활치료	1	2	3	4	1	2	3	4
6. 영양 및 체중 관리	1	2	3	4	1	2	3	4
7. 간병 보조	1	2	3	4	1	2	3	4
8. 종교 상담	1	2	3	4	1	2	3	4
9. 가족 및 대인관계 상담	1	2	3	4	1	2	3	4
10. 질병에 대한 정보	1	2	3	4	1	2	3	4
11. 암 이외의 다른 질병 관리	1	2	3	4	1	2	3	4
12. 지역사회 자원	1	2	3	4	1	2	3	4
13. 보험 상담	1	2	3	4	1	2	3	4
14. 직업 상담	1	2	3	4	1	2	3	4
15. 경제적 지원	1	2	3	4	1	2	3	4

4. 귀하께서는 치료과정에서 받아오신 전반적인 치료에 대해 어떻게 생각하십니까?

□ ① 매우 만족한다 □ ② 만족한다 □ ③ 그저 그렇다
□ ④ 대체로 불만스럽다 □ ⑤ 불만스럽다 □ ⑥ 매우 불만스럽다

5. 귀하께서 상상할 수 있는 최악의 치료를 0으로, 귀하께서 상상할 수 있는 최고의 치료를 10으로 할 때, 치료과정에서 받으셨던 전반적인 의료 서비스에 어떤 점수를 주시겠습니까?

최악의 치료를 받았다	0 1 2 3 4 5 6 7 8 9 10	최고의 치료를 받았다

2. 증상평가지

귀하가 지난 24시간동안 다음의 증상들을 얼마나 느꼈는지 그 정도를 표현해 주십시오.

※ 0(증상이 없음) 부터 10(상상할 수 없을 정도로 심한 증상)

증 상	증상없음									증상이 상상할 수 없을 정도로 심함
1. 가장 심했을 때의 통증	0	1	2	3	4	5	6	7	8	9	10
2. 가장 심했을 때의 피로	0	1	2	3	4	5	6	7	8	9	10
3. 가장 심했을 때의 메스꺼움	0	1	2	3	4	5	6	7	8	9	10
4. 가장 심했을 때의 수면장애	0	1	2	3	4	5	6	7	8	9	10
5. 가장 심했을 때의 괴로움(당혹감)	0	1	2	3	4	5	6	7	8	9	10
6. 가장 심했을 때의 숨가쁨	0	1	2	3	4	5	6	7	8	9	10
7. 가장 심했을 때의 건망증	0	1	2	3	4	5	6	7	8	9	10
8. 가장 심했을 때의 식욕부진	0	1	2	3	4	5	6	7	8	9	10
9. 가장 심했을 때의 졸음	0	1	2	3	4	5	6	7	8	9	10
10. 가장 심했을 때의 입이 마른 느낌	0	1	2	3	4	5	6	7	8	9	10
11. 가장 심했을 때의 슬픔	0	1	2	3	4	5	6	7	8	9	10
12. 가장 심했을 때의 구토	0	1	2	3	4	5	6	7	8	9	10
13. 가장 심했을 때의 무감각이나 저린 느낌	0	1	2	3	4	5	6	7	8	9	10
14. 기타 1) ___________	0	1	2	3	4	5	6	7	8	9	10
15. 기타 2) ___________	0	1	2	3	4	5	6	7	8	9	10
16. 기타 3) ___________	0	1	2	3	4	5	6	7	8	9	10

맞춤형 방문건강관리사업
- 재활서비스 기초조사지 -

1. 기초정보

장애급수	□ 1급	□ 2급	□ 3급	□ 4급	□ 5급	□ 6급	□ 미등록
장애분류	□ ① 지체	□ ② 뇌병변	□ ③ 시각	□ ④ 청각	□ ⑤ 언어	□ ⑥ 안면	
	□ ⑦ 호흡기	□ ⑧ 심장	□ ⑨ 신장	□ ⑩ 간	□ ⑪ 장루·요루		
	□ ⑫ 간질	□ ⑬ 지적	□ ⑭ 정신	□ ⑮ 발달			

2. 기본사정

구분	내용
영양상태	□ 양호 □ 불량(식단부족, 삼키기 기능저하, 식욕부진, 기타)
연하문제	□ 없음 □ 있음(삼키기어려움, 사레들림, 목이멤, 기타)
호흡상태	□ 정상 □ 기침 □ 호흡곤란 □ 기관지삽관 □ 기타
배뇨	□ 정상 □ 배뇨곤란(참지못함, 잦은배뇨, 느낌없음)
배변	□ 정상 □ 변비 □ 실변 □ 기타
관절구축	□ 없음 □ 있음(□ 상지 □ 좌 □ 우 : 어깨, 팔꿈치, 손 □ 하지 □ 좌 □ 우 : 고관절, 무릎, 발목)
운동기능정도	□ 와상상태 □ 앉아있을 수 있음 □ 침대, 휠체어 이동가능 □ 기립가능 □ 의존적 실내보행 □ 독립적 실내보행 □ 실외보행
낙상경험	□ 있음 □ 없음

3. 변형 바델 지수 Modified Barthel Index

평가항목 / 수행정도	I 전혀 할 수 없음	II 많은 도움이 필요	III 중간정도의 도움이 필요	IV 경미한 도움이 필요	V 완전히 독립적으로 수행
개인위생(personal hygiene)	0	1	3	4	5
목욕(bathing self)	0	1	3	4	5
식사(feeding)	0	2	5	8	10
화장실 사용(toilet use)	0	2	5	8	10
계단 오르내리기(stair climb)	0	2	5	8	10
옷 입고 벗기(dressing)	0	2	5	8	10
대변조절(bowel control)	0	2	5	8	10
소변조절(bladder control)	0	2	5	8	10
걷기(ambulation)	0	3	8	12	15
휠체어 이동(wheelchair)*	0	1	3	4	5
의자/침대에서의 이동 (chair/bed transfer)	0	3	8	12	15
총 점					

Tip : 바델지수 산출

분류	MBI 점수합계	독립수준
1	0 - 24	Total : 완전히 의존적임
2	25 - 49	Severe : 매우 의존적임
3	50 - 74	Moderate : 중등도의 의존적임
4	75 - 90	Mild : 약간 의존적임
5	91 - 99	Minimal : 최소의 도움이 필요함

* '걷기' 평가 가능한 경우, 휠체어 이동(wheelchair)* 은 평가하지 않음. '휠체어 이동' 은 '걷기' 평가가 불가능할 경우 작성하며 바델지수 산출에 따른 분류는 그대로 적용

■ 부록

노인장기요양보험 방문간호 개요

1. 장기요양대상자(수급자)란?

1) 65세 이상 노인 또는 65세 미만 노인성 질병을 가진 자로서 거동이 현저히 불편하여 장기요양이 필요한 자

⇒ 6개월 이상 동안 혼자서 일상생활을 수행하기 어렵다고 등급판정위원회에서 인정 받은 자

※장기요양인정신청 자격
- 65세 이상 노인이면 누구든지 장기요양인정신청 가능
- 65세 미만은 치매, 뇌혈관성 질환, 파킨슨병 및 관련 질환을 가진 경우 장기요양인정신청 가능

2) 등급별 상태상

(1) 장기요양 1등급

심신의 기능상태 장애로 일상생활에서 전적으로 다른 사람의 도움이 필요한 자로서 장기요양 인정 점수가 95점 이상인 자

(2) 장기요양 2등급

심신의 기능상태 장애로 일상생활에서 상당 부분 다른 사람의 도움이 필요한 자로서 장기요양 인정 점수가 75~95점 미만인 자

(3) 장기요양 3등급

심신의 기능상태 장애로 일상생활에서 부분적으로 다른 사람의 도움이 필요한 자로서 장기요양 인정 점수가 55~75점 미만인 자

<요양등급별 상태: 예시>

1등급	2등급	3등급
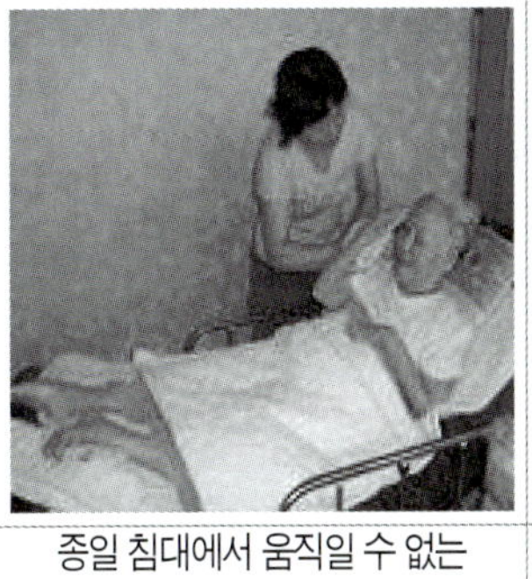	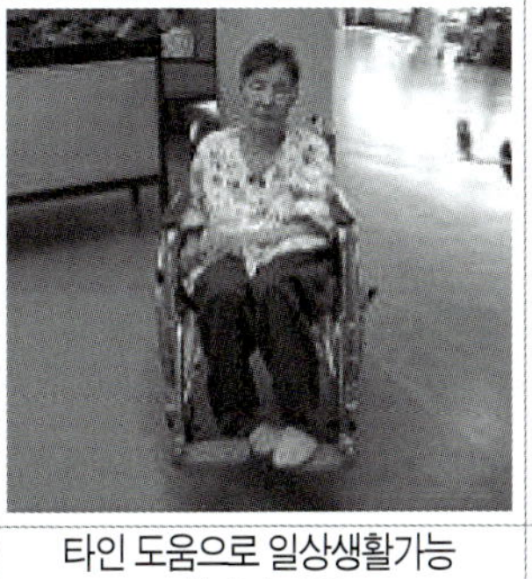	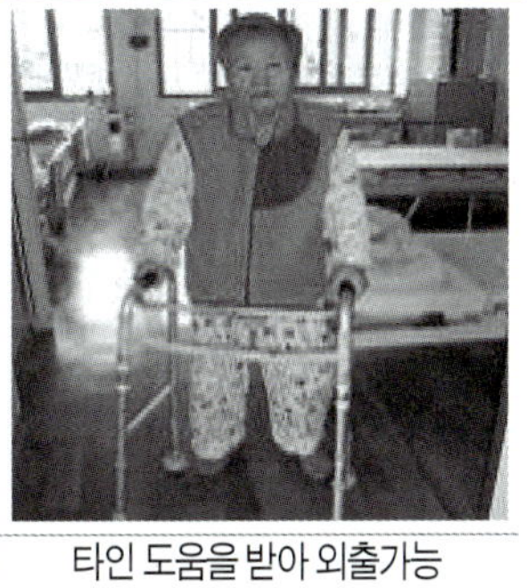
종일 침대에서 움직일 수 없는 와상 상태	타인 도움으로 일상생활가능 휠체어 이용	타인 도움을 받아 외출가능 신변처리에 부분적 도움

※ 자료출처: 보건복지가족부. 노인장기요양보험제도 개요. 2008에서 발췌

	요양 1등급 (최중증)	요양 2등급 (중증)	요양 3등급 (중등증)	등급외 (경증)
상태상	· 하루 종일 침대 위에서 생활자로 스스로 움직일 수 없는 와병 상태 · 일상생활활동의 식사·배설·옷 벗고입기의 모든 활동에서 전적으로 다른 사람의 도움 필요	· 식사·배설·옷벗고 입기 등에서 상당부분 다른 사람의 도움 필요 · 휠체어를 이용, 일상생활유지 · 낮에도 주로 침대에서 생활하는 경우가 많음	· 보행보조기 등을 통해 이동 · 다른 사람의 도움을 받아야만 외출가능	· 식사·배설·옷벗고 입기 모두가 대체로 자립이나, 생활 관리 능력이 저하 하는 등으로 가끔 지원 필요
조사표	· 체위변경, 식사하기, 일어나 앉기 등 ADL에서 6개 이상 완전도움	· 식사하기, 일어나 앉기, 세수하기, 양치질 하기 등 ADL에서 5개 이상 부분 도움	· 양치하기, 세수하기 등 ADL에서 3개 정도 부분도움	· 목욕, 옷 벗고 입기 등 ADL에서 1~2개 부분도움

2. 보험 급여의 내용

1) 재가 급여

(1) 방문 요양

장기요양요원(요양보호사)이 수급자의 가정 등을 방문하여 신체활동 및 가사활동 등을 지원

(2) 방문 목욕

장기요양요원(요양보호사)이 목욕설비를 갖춘 장비를 이용하여 수급자의 가정 등을 방문하여 목욕을 제공

(3) 방문 간호

장기요양요원인 간호사 등이 의사·한의사 또는 치과의사의 방문간호지시서에 따라 수급자의 가정 등을 방문하여 간호, 진료의 보조, 요양에 관한 상담 또는 구강위생 등을 제공

(4) 주·야간 보호

수급자를 하루 중 일정한 시간 동안 장기요양기관에 보호하여 신체활동 지원 및 심신기능의 유지·향상을 위한 교육·훈련 등을 제공

(5) 단기 보호

수급자를 일정기간 동안 장기요양기관에 보호하여 신체활동 지원 및 심신기능의 유지·향상을 위한 교육·훈련 등을 제공

(6) 기타 재가 급여

일상생활·신체활동 지원에 필요한 용구 제공 등

2) 시설 급여

요양에 필요한 시설과 설비 및 전문인력을 갖추고 있는 노인요양시설에 장기간 입소하여 신체활동 지원 등을 제공

3) 특별 현금 급여

도서·벽지 지역 등 요양시설이 현저히 부족한 지역에 거주하는 자 등 불가피하게 가족 등으로부터 장기요양을 받은 경우에 지원되는 현금 급여 등

3. 방문간호 시설 및 인력기준

1) 시설기준: 시설전용면적 16.5m² 이상(연면적)

구분	사무실	통신설비, 집기 등 사업에 필요한 설비 및 비품	혈압계, 온도계 등 간호에 필요한 비품
방문간호	○	○	○

* 사무실 내 또는 사무실과 별도로 탈의 공간을 갖추어야 함

2) 인력기준

(1) 의료기관이 방문간호를 하는 경우 관리책임자는 의사, 한의사 또는 치과의사 중에서 상근하는 자

(2) 의료기관이 아닌 재가장기요양기관이 방문간호를 하는 경우 관리책임자는 간호업무경력이 2년 이상인 간호사로서 상근하는 자

(3) 직접서비스 제공 인력은 간호업무경력이 2년 이상인 간호사 또는 간호보조업무경력이 3년 이상인 간호조무사로서 방문간호 간호조무사 교육(700시간)을 이수한 자 1명 이상 배치

※ 구강위생을 제공하고자 하는 경우 치과위생사 1명 이상 배치

관리책임자	간호사 또는 간호조무사	치과위생사
1명	1명 이상	1명 이상 (구강위생 제공하는 경우)

4. 방문간호 서비스 제공

1) 서비스 제공 절차

(1) 방문간호지시서 발급

① 방문간호는 요양 인정자(1~3등급)에게 발급된 의사의 방문간호지시서에 따라서 서비스를 제공하여야 함

② 방문간호지시서는 방문간호기관과 같은 기관에서 발급을 받을 수도 있으며, 다른 기관에서 발급을 받을 수도 있음

<방문간호지시서 발급과 방문간호가 같은 기관에서 실시되는 경우>

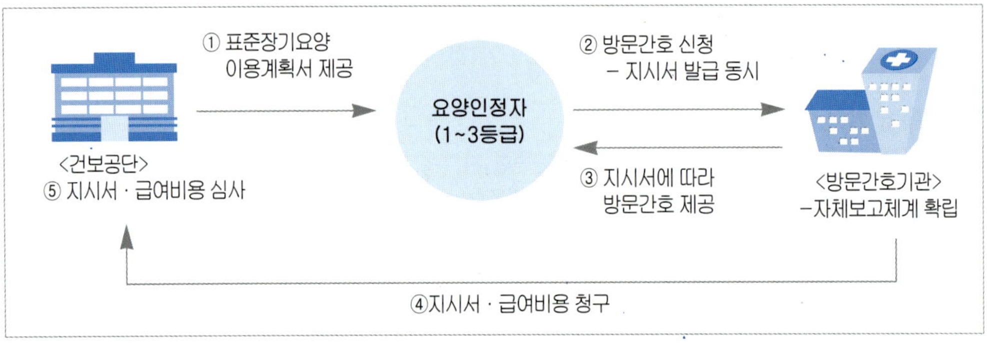

<방문간호지시서 발급과 방문간호가 다른 기관에서 실시되는 경우>

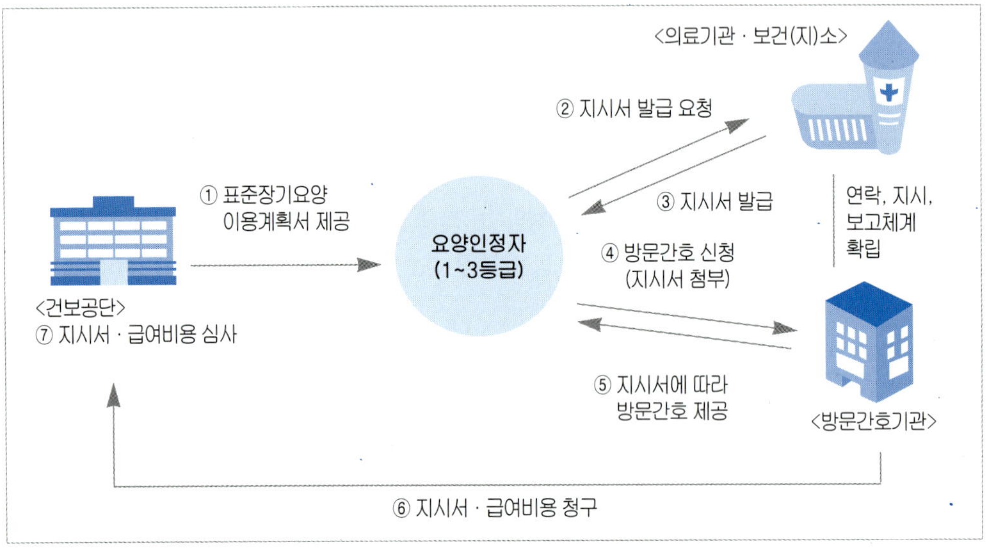

2) 방문간호 제공 절차

(1) 간호계획 수립

① 대상자와 가족의 욕구에 대한 사전분석 및 과거력(방문간호 정보조사지 등 참고), 의뢰된 경우 의뢰기관으로부터의 정보 등 필요한 자료수집 후 환자 · 가족 · 의사와 협의하여 간호계획 수립

② 방문 전 환자와 가족에게 출발을 알리고, 도착 즉시 방문간호를 제공할 수 있도록 준비 사항을 확인한 뒤 출발

(2) 방문간호의 제공

모든 방문간호와 관련된 행위는 사전에 설명하여 대상자의 동의하에 실시하며, 감염 및 안전관리 사항 등을 준수하면서 방문간호 제공

(3) 기록 및 보고

방문간호 실시 후 방문간호경과기록지에 육하원칙에 따라 정확하게 기록하고, 특이사항 발생 등 필요한 경우 담당 의사에게 보고(의사와의 보고 체계 구축)

※ 방문간호지시서 발급기관과 방문간호 제공기관이 다른 경우 팩스, e-mail 등을 통하여 담당의사에게 보고 가능

(4) 상담

간호(조무)사는 대상자의 상태파악을 위해 수시로 환자 및 가족들에게 전화상담을 실시하며, 상담내용은 방문간호경과기록지에 기록

(5) 사고·응급상황 대처 등

① 방문간호 시행 중 합병증이나 사고가 발생한 경우

담당의사와 해당 기관 책임자에게 즉시 보고하고 지시에 따라 조치한 후 방문간호경과기록지에 기록(24시간 이내)

〈예시〉

- 상해가 발생한 경우: 골절, 화상, 기구 사용 시 발생한 열상 등
- 예기치 못한 나쁜 결과가 발생한 경우: 심장마비가 온 경우 등
- 건강에 해를 초래하게 된 경우: 환자에게 투약교육을 잘못한 경우 등
- 의사가 처방한대로 간호를 실시하지 못하는 경우 등

② 응급상황이 발생한 경우

a. 응급처치를 실시하는 한편, 담당 의사에게 즉시 보고하고 적절한 처방에 따라 조치(유선 처방 가능)

b. 직접 처치가 곤란하거나, 담당의사와 연락이 불가능한 경우에는 가까운 의료기관으로 이송

c. 대상자가 사망한 경우 담당의사와 해당 기관에 보고하고 방문간호사업 종결

(6) 서비스 종결(방문간호 종결 시 유의사항)

① 방문간호 종료 1주전 담당의사·환자·가족과 협의하고, 추후관리가 필요한 자는 자가간호 방법을 환자 및 가족 등에게 교육·훈련

② 방문간호종결요약지에 그간 시행된 간호내용·종료이유·환자상태 및 추후 필요사항 등을 구체적으로 작성하여 기록·보관하고,

③ 다른 방문간호기관 또는 관련 의료기관에서 환자의 간호(진료)의 연속을 위하여 필요하다고 요청 시 제출

2) 서비스 내용

방문간호 서비스는 방문간호지시서를 발급한 의사의 지시에 따라 제공하는 서비스와 의사의 지시 없이 간호사 독자적 판단에 의해 제공가능한 서비스로 구분됨

구분	주요 업무	비고
기본간호	간호사정 및 진단, 온·냉요법, 체위변경, 등 마사지, 구강 간호, 개인위생 관리 등	간호사 독자적 판단에 의해 가능
간호	비위관 교환, 단순 도뇨 및 정체 도뇨관 삽입·교환·관리, 기관지관 교환·관리, 산소요법, 욕창치료, 단순 상처치료, 염증성 처치, 봉합선 제거, 방광 및 요도세척	의사 처방
검사 관련 업무	〈현장에서 실시할 수 있는 단순검사〉 요일반검사, 반정량당검사, 경피적혈액산소포화도 측정 〈검체 채취 및 운반〉 필요한 검체 채취 후 의료기관으로 운반	의사 처방
투약 관리 지도	- 투약행위 및 투약 지도 - 주사: 주사행위는 의사의 처방에 의하여 실시하고, 수액요법은 수액감시와 속도조절 등에 대한 관리 포함	의사 처방
교육 훈련	환자·가족 대상 건강관리에 필요한 식이요법, 운동요법, 기구 및 장비 사용법 등에 대한 교육·훈련	간호사 독자적 판단에 의해 가능
상담	환자의 상태변화시에 대처방법, 질병의 진행과정 및 예후, 주간호자와 가족문제, 환경관리 등	간호사 독자적 판단에 의해 가능
의뢰	방문간호 서비스 종결 이후에도 계속적인 건강관리 요구되는 경우에는 의료기관 등으로 의뢰	간호사 독자적 판단에 의해 가능

3) 서비스 제공 시 준수사항

(1) 방문간호지시서에 의한 방문간호 실시

① 방문간호는 반드시 의사, 한의사 또는 치과의사의 방문간호지시서에 의하여 실시하여야 함

② 방문간호지시서의 유효기간

- 발급일로부터 6개월을 원칙으로 하되, 급여대상자의 상태변화에 따라 의사가 필요하다고 판단하는 경우 환자의 동의를 거쳐 유효기간 내에도 변경 발급 가능

③ 방문간호지시서의 내용

- 급여대상자의 전반적 건강상태, 진단명, 대상자별 세부 방문간호서비스 내용, 방문 횟수 및 간격 등 명시

(2) 환자와 가족을 위한 감염·안전관리

① 감염이나 사고 가능성이 있는 위험요인을 파악하여 간호계획에 포함

② 환자접촉 전후 손씻기, 모든 처치 전후 손씻기, 분비물이나 배출물 또는 오염구역의 접촉 후 손씻기 수행

③ 방문가방은 매일 알콜 소독수를 이용하여 소독하고, 환자에게 사용한 모든 소독물품은 반드시 소독기에 소독 후 재사용

④ 청결 및 소독, 감염 및 위험요인 관리에 관한 다음 사항 교육

a. 정확한 손씻는 방법·시기, 고형비누를 사용할 경우 비누갑에 고인 물을 수시로 제거하여 사용하고 물이 빠질 수 있는 비누갑 사용 권고, 환자의 침구류 및 의류는 자주 세탁하며 햇빛에 소독하여 사용

b. 생활환경 청결유지, 적절한 쓰레기 처리, 약 등의 적절한 보관, 안전한 환경관리 방법

(3) 종사자를 위한 감염 · 안전관리

① 무균법을 지키고 처치 전·후 등 손씻기 철저히 실시

② 손씻기 위한 비누류와 종이타올을 방문가방에 지참하고, 물이 없는 경우를 대비하여 물수건 지참

③ 간호(조무)사가 상처를 입은 경우, 환자와 직접 접촉을 할 때는 소독장갑을 끼거나 소독붕대로 개방상처를 덮은 후 간호 제공

④ 보호할 수 없는 개방상처를 가졌거나 면역억제제를 복용하는 간호(조무)사는 상처가 감염되었거나 분비물이 나오는 환자는 방문 불가

⑤ 전염성이 강한 질환자에게 심폐소생술을 수행할 때는 이중 마스크 착용

⑥ 간호(조무)사는 감당하기 어려운 신변상의 위험을 초래할 수 있다고 판단되는 경우에는 가정방문 거부 가능

(4) 방문간호기관 운영 시 준수사항

① 문서기록 및 관리기준

a. 방문간호기관은 방문간호기록지 등 관련 기록을 작성하여야 하며, 방문간호 대상자의 방문간호지시서와 방문간호기록지 등 관련기록은 급여가 종료된 날로부터 5년간 보관

b. 모든 문서는 환자에게 적절한 방문간호가 제공될 수 있도록 해당 업무를 수행하는 간호(조무)사 또는 담당의사가 열람할 수 있으며, 공단으로부터 장기요양급여제공 내용 확인, 장기요양급여의 관리·평가 등의 사유로 자료제출요구가 있을 시 응해야 함

② 물품 및 장비

a. 방문간호기관은 간호(조무)사에게 방문간호 제공을 위하여 필요한 장비와 물품 공급

b. 간호(조무)사는 가정방문 시 방문용 가방에 필요한 물품 준비

c. 환자에게 사용된 모든 물품은 사용 전·후 방문간호경과기록지에 기록

d. 가정방문용 차량은 가능한 별도의 차량을 배치·운영

③ 기타 운영상 유의사항

a. 방문간호기관의 종사자는 업무상 알게 된 비밀을 유지하며, 업무가 종료된 후에도 동 비밀 유지

b. 방문간호 제공 시 방문간호와 관련 없는 제품의 판매·알선 및 환자 유인·알선 행위 금지

참고문헌

- 김문실 등 공저(2004). 노인요양시설 경영론. 정담미디어
- 김인숙 등 공저(2003). 최신간호관리학. 현문사
- 김혜영(2004). 가정간호직무지침. 이대목동병원
- 김혜영(2004). 가정간호표준개발. 이화여자대학교 박사학위논문
- 박성애(2002). 간호관리. 현문사
- 박찬수(2004). 마케팅원리. 법문사
- 배길수, 조성하(2003). 회계원리. 학현사
- 변창자 등 공저(2002). 간호관리학총론. 수문사
- 의료기관 가정간호사업 업무편람(2010.5.18 보건복지부)
- 보건복지가족부(2009). 2009년 맞춤형 방문건강관리사업안내
- 보건복지가족부 가족건강과(2010). 2010년도 가족건강사업안내 제 2편: 맞춤형 방문건강관리 사업
- 보건복지가족부(2008). 노인장기요양보험 제도 개요 및 장기요양기관 설치안내
- 신유근(2000). 인간존중의 경영. 다산출판사
- 염영희 등 공저(2005). 간호관리학. 수문사
- 한성숙 등 공저(2006). 간호관리학 II. 수문사
- Marquis, B.L., & Huston, C. J.(2006). Leadership roles and management functions in nursing. 5th ed., Philadelphia: Lippincott Williams & Wilkins